Hans-Henning von Albert
Vom neurologischen Symptom zur Diagnose,
5. Auflage

Springer-Verlag Berlin Heidelberg GmbH

Hans-Henning von Albert

Vom neurologischen Symptom zur Diagnose

Differentialdiagnostische Leitprogramme

Mit Geleitworten von
G. BODECHTEL und F. MARGUTH

Mit 6 Abbildungen

Fünfte Auflage

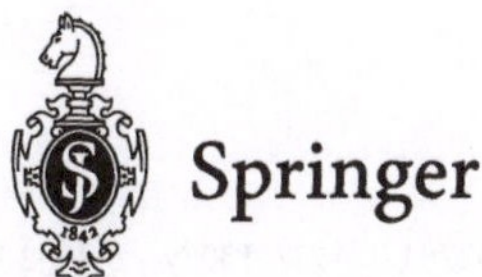 Springer

Professor Dr. HANS-HENNING VON ALBERT
ehem. Direktor der neurologischen Klinik
des Bezirkskrankenhauses,
Ludwig-Heilmeyer-Straße 2, 8870 Günzburg (Donau)

ISBN 978-3-540-41811-5   ISBN 978-3-642-56278-5 (eBook)
DOI 10.1007/978-3-642-56278-5

Die Deutsche Bibliothek – CIP-Einheitsaufnahme
Albert, Hans-Henning von: Vom neurologischen Symptom zur Diagnose : differentialdiagnostische Leitprogramme / Hans-Henning von Albert. Mit Geleitw. von G. Bodechtel und F. Marguth. – 5. Aufl. – Berlin ; Heidelberg ; New York ; Barcelona ; Hongkong ; London ; Mailand ; Paris ; Tokio : Springer, 2002
   ISBN 978-3-540-41811-5

http://www.springer.de/medizin

© Springer-Verlag Berlin Heidelberg 1978, 1981, 1986, 1992, 2002
Ursprünglich erschienen bei Springer-Verlag Berlin Heidelberg New York 2002

Lektoratsplanung: H. Küster, Heidelberg
Umschlaggestaltung: de'blik, Berlin
Satz: TBS, 69207 Sandhausen

Gedruckt auf säurefreiem Papier   SPIN 10832784   22/3130Sy – 5 4 3 2 1 0

Geleitwort zur dritten Auflage

Die dritte Auflage des vorliegenden klinischen Taschenbuches ist dem derzeitigen Stand der neurologischen Diagnostik entsprechend umgearbeitet und ergänzt worden. So wurden die „neuen" radiologischen Untersuchungsmethoden, insbesondere die Computer- und die Kernspintomographie aufgenommen, während Hirnszintigraphie und Echoenzephalographie nicht mehr berücksichtigt sind. Der hohe Stellenwert der Computertomographie wird betont, sie gehört unterdessen zur Routinediagnostik. Ebenso sind die Fortschritte in der neurophysiologischen Diagnostik (evozierte Potentiale) in die Darstellung aufgenommen worden. Trotz allem Neuen, die Klinik bleibt entscheidend, von ihr müssen alle diagnostischen Überlegungen ausgehen. So wird der Leitfaden Studierenden und Ärzten, die sich mit neurologisch-neurochirurgischen Fragen befassen, ein wertvoller Ratgeber sein.

München, im Februar 1986   F. MARGUTH

Mein langjähriger Mitarbeiter, Herr von Albert, legt dieses Kliniktaschenbuch „vom neurologischen Symptom zur Diagnose" vor. Die prägnante Zusammenstellung von neurologischen Symptomen dürfte besonders den Studierenden einen guten Einblick in das nicht ganz einfache Gebiet der Neurologie vermitteln. Daß er dabei die für das zentrale Nervensystem und seine Anhangsgebilde insbesondere die Grenzgebiete der Medizin mit einbezieht, gibt der Darstellung eine besondere Note. Man liest zwischen den Zeilen, daß der Herausgeber aus der inneren Schule kommt und der Ansicht ist, daß die Neurologie ebenso wie zur Psychiatrie, auch zur internen Medizin gehört.

München, im Juli 1978 G. BODECHTEL

Mein ehemaliger Oberarzt Herr von Albert, hat mit dem vorliegenden klinischen Taschenbuch einen neuartigen Beitrag zur Diagnostik neurologischer Erkrankungen erarbeitet. Ausgehend vom Einzelsymptom als Leitfaden werden klinischer Untersuchungsgang und differential-diagnostische Überlegungen dargestellt und entwickelt, wobei die Erfahrungen des Autors auf neurochirurgisch-diagnostischem Gebiet deutlich zur Geltung kommen. So wird dieses Nachschlagebuch nicht nur für den Studierenden, sondern auch für Ärzte, die mit neurologischen und neurochirurgischen Fragestellungen in Berührung kommen, ein wertvoller Ratgeber sein.

München, im August 1978 F. MARGUTH

Vorwort zur fünften Auflage

Das starke Interesse an dem vorliegenden Buch und die Fortschritte der neurologischen Diagnostik haben eine Neuauflage erforderlich gemacht. Ich danke für alle kritischen Anregungen und dem Verlag für die moderne Druckgestaltung.

Auch dieser Auflage wünsche ich eine rasche Verbreitung und danke allen Kollegen, die zur vorliegenden Darstellung des neurologischen Wissens mit beigetragen haben.

Neusäß/München,   HANS-HENNING VON ALBERT
Sommer 2001

Vorwort zur ersten Auflage

Dieses Taschenbuch will dem angehenden Facharzt, dem Allgemeinarzt und dem Klinikassistenten eine Hilfe geben, mit möglichst wenigen Untersuchungen von Anamnese und erhobenem Befund rasch zur sicheren Diagnose zu kommen. Diese Zielsetzung erfordert eine komprimierte Darstellung und eine Begrenzung auf die am häufigsten auftretenden Krankheiten und Syndrome.

Die Gliederung in Anamnese, notwendige technische Verfahren, Indikationen für gezielte weitere Untersuchungen sowie die Liste der Krankheiten und Syndrome entspricht dem üblichen ärztlichen Vorgehen. Die Liste der Krankheiten und Syndrome wurde nach Häufigkeiten der lokal bezogenen Symptomen untergliedert. Diejenigen akuten Krankheitsbilder, bei denen erfahrungsgemäß die an sich notwendige Krankenhauseinweisung oft nicht vorgenommen wird, wurden durch einen entsprechenden Hinweis gekennzeichnet. Pfeile weisen auf eine besondere Akuität des Krankheitsbildes hin. Bei den Untersuchungen (z.B. Laborstatus) sind besonders wichtige Untersuchungen gelegentlich extra aufgeführt, auch wenn sie üblicherweise zu den Routineuntersuchungen gehören. Der tabellarische Anhang bringt ergänzende Angaben, die für die tägliche Arbeit der (neurologischen) Klinik griffbereit sein sollten.

Ich danke vor allem meinen neurologischen Lehrern, Professor Dr. Dr. G. Bodechtel und Professor Dr. F. Marguth, ohne deren intensive Ausbildung dieses Buch nicht hätte entstehen können.

Günzburg, im Juli 1978   HANS-HENNING VON ALBERT

Inhaltsverzeichnis

Agnosien sind Erkenntnisstörungen des Wahrgenommenen trotz erhalten gebliebenen Empfindungsvermögens (optische, akustische, taktile Agnosie; Fingeragnosie, Rechts-Links-Störung, Autotopagnosie).

■ Anamnese

Gegenwärtige Beschwerden: Seit wann? Keine optische Wahrnehmung? Keine akustische Wahrnehmung? Unmöglichkeit, in die Hand genommene Gegenstände zu erkennen?

Mögliche Begleitsymptome: Schwäche einer Extremität? Halbseitige Gefühlsstörungen?

Ursächliche Faktoren: Herzbeschwerden (Rhythmusstörungen)?

■ Befund

Allgemeinbefund: Körperlicher Untersuchungsbefund. Gefäßgeräusche?

Neurologischer Befund: Optische Agnosie? Akustische Agnosie? Stereoagnosie? Fingeragnosie (Unfähigkeit, die einzelnen Finger zu benennen)? Rechts-Links-Störung? Autotopagnosie (Unvermögen, Hautreize zu lokalisieren)? Anosognosie (Nichterkennen der Krankheit)? Hirnnervenausfälle? Halbseitenzeichen? Pyramidenbahnzeichen? Augenhintergrund (Tumorverdacht)?

Psychischer Befund: Organisches Psychosyndrom? Aggravation? Simulation?

■ Notwendige technische Verfahren

Labor:	Laborstatus.
Röntgenaufnahmen:	Schädel- und Thoraxübersicht in 2 Ebenen.
Lumbalpunktion:	Liquoruntersuchung

Agnosien

EEG:	Allgemeinveränderung, Herdbefund?
CCT:	Hypo- oder hyperdense Zone?

■ Indikationen für gezielte weitere Untersuchungen

Bei Verdacht auf intrakraniellen raumfordernden Prozess:	Computertomographie, ev. Kernspintomographie
Bei Verdacht auf extrakranielle Gefäßstenose:	Dopplersonographie, wenn pathologisch: Karotisangiographie (DAS).

Liste der Krankheiten und Syndrome

- Durchblutungsstörung bei intra- oder extrakraniellem Gefäßprozess
- Intrakranieller raumfordernder Prozess
- Enzephalitis, Meningitis
- Psychogen (Simulation)
- Balkenaplasie
- Balkentumoren
- Balintsyndrom

Die Akkommodation ist mit Konvergenz verbunden (Pupillenverengung bei Fixierung eines sich nähernden Objektes, Konvergenz der Augenachsen).

■ Anamnese

Gegenwärtige Beschwerden: Seit wann unscharfes Sehen in der Nähe? Verschwommensehen?

Mögliche Begleitsymptome: Kopfschmerzen? Doppelbilder (Okulomotoriusparese)? Sehstörungen?

Ursächliche Faktoren: Nackensteifigkeit (Meningitis)? Vorausgegangene Medikamenteneinnahme? Genuss von (Fleisch-)Konserven (Botulismus)? Früher spezifische Infektion (Lues)? Diabetes mellitus bekannt?

■ Befund

Allgemeinbefund: Körperlicher Untersuchungsbefund.

Neurologischer Befund: Ausfall der Akkommodation bei Prüfung der Konvergenzreaktion? Störung der indirekten oder direkten Pupillenreaktion? Anisokorie? Pupillenstarre? Doppelbilder? Einschränkung der Sehfähigkeit? Augenhintergrund? Sonstige Hirnnervenfunktionsstörungen? Reflexdifferenzen? Ataxie? Koordinationsstörungen?

Psychischer Befund: Organisches Psychosyndrom?

■ Notwendige technische Verfahren

Labor:	Laborstatus, Blutzucker.
Röntgenaufnahmen:	Schädelübersicht in 2 Ebenen, Rhese (lokaler Prozess?).

Akkommodationsstörungen

Augenärztliche Untersuchung: Pharmakologische Pupillentestung (s. S. 16); Sehprüfung, Gesichtsfeldprüfung, Augenhintergrund.

Lumbalpunktion: Liquoruntersuchung mit Bestimmung der oligoklonalen Bande.

■ Indikationen für gezielte weitere Untersuchungen

▶ Meningismus und zum Ausschluss einer spezifischen Infektion (auch bei negativen Blutbefunden): LP und Liquoruntersuchung, Lues-Reaktionen (Meningitis?).

Bei Verdacht auf raumfordernden Prozess Computertomogramm oder Kernspintomographie.

Bei Verdacht auf Intoxikation: Toxikologische Untersuchungen von Mageninhalt oder Ausscheidungen.

Liste der Krankheiten und Syndrome

Häufige Krankheiten
- Botulismus
- Grippaler Infekt, Virusgrippe
- Lues cerebro-spinalis
- Medikamentös nach Atropin, Scopolamin, Pervitin, Kokain
- Meningitis (Tuberkulose)

Weniger häufige Krankheiten
- Diphtherie
- Diabetes mellitus
- MS (Läsion im Kerngebiet)
- Gliome, Angiome (Kerngebiet)
- Durchblutungsstörung (meist mit weiteren neurologischen Ausfällen)
- Hirnarterienaneurysma
- Entzündlicher Schädelbasisprozess

- Tumor im Schädelbasisbereich
- Orbitaprozesse (Tumoren, Entzündungen)

Seltene Krankheiten
- Encephalitis epidemica
- Partielle Okulomotoriuslähmung nach Intoxikation durch Methylalkohol oder Zyankali bzw. Pilzvergiftung (Phalloidin)

Amnesie

■ Anamnese

Gegenwärtige Beschwerden: Ausmaß der Erinnerungslücke: Einengung oder Zunahme der Erinnerungslücke seit Auftreten? Partielle oder totale Amnesie (Erinnerungsreste, Erinnerungsinseln, Teilorientierung)?

Mögliche Begleitsymptome: Diskrete neurologische Ausfälle (Durchblutungsstörungen)? Motorische Unruhe, Ausnahmezustand (temporale Durchblutungsstörung)? Dämmerzustand (postiktal)?

Ursächliche Faktoren: Vorausgegangenes Schädelhirntrauma? Herzrhythmusstörungen (Durchblutungsstörungen)? früher ähnliche Attacken? Zerebraler Gefäßprozess? Hypertonie – bekannt?

■ Befund

Allgemeinbefund: Körperlicher Untersuchungsbefund.

Neurologischer Befund: Aphasie? Halbseitenzeichen? Pyramidenbahnzeichen? Hirnnervenstörungen? Augenhintergrund? Peripher-neurologische Auffälligkeiten? RR?

Psychischer Befund: Durchgangssyndrom? Orientierungsstörungen? Simulation?

■ Notwendige technische Verfahren

Labor:	Laborstatus.
Röntgenaufnahmen:	Schädelübersicht in 2 Ebenen (Pinealisverlagerung?), Thoraxübersicht (Herzfigur).
Lumbalpunktion:	Liquoruntersuchung, Lues-Reaktionen.

EEG:	Temporale Auffälligkeiten, Absence-muster, Delta- oder Theta-Paroxysmen, gesteigerte zerebrale Erregbarkeit?
EKG:	Langzeit-EKG (Rhythmusstörungen?).
CCT:	Hypo- oder hyperdense Zone? Bei Normalbefund NMR.

■ Indikationen für gezielte weitere Untersuchungen

Bei psychischen Auffälligkeiten über das amnestische Syndrom hinaus:	Psychiatrisches Konsil (halluzinatorische Episoden bei paranoider Psychose?)
Bei Verdacht auf raumfordernden Prozess:	Computertomogramm und evtl. digitale Subtraktionsangiographie.
Bei pathologischem CCT:	NMR und/oder Angiographie

Liste der Krankheiten und Syndrome

Häufige Krankheiten
Zerebraler Gefäßprozess mit (temporalen) Durchblutungsstörungen
- Extrakranielle Gefäßstenosen (Karotisstenose)
- Postiktale Amnesie (Absencen, Grand mal)
- Virusinfekt (Echo)
- Alkoholabusus

Weniger häufige Krankheiten
- Hirnatrophischer Prozess nach entzündlichen Erkrankungen oder Schädel- Hirn-Trauma (Computertomogramm?)
- Halluzinatorische Episode bei Psychose
- Psychogene Amnesie
- Raumfordernder intrakranieller Prozess (Hirntumor, Abszess)
- Enzephalitis, Meningoenzephalitis
- Subarachnoidalblutung mit atypischem Verlauf

■ Anfallstypen (in Anlehnung an die internationale Klassifikation)

1. Primär generalisierte Anfälle

1.1 Grand mal (tonisch-klonischer Krampfanfall):
Aura – kann fehlen, Initialschrei, Bewusslosigkeit, Kopfwendung, Zungenbiss und Harnabgang, tonisches Vorstadium, generalisierte klonische Muskelzuckungen (meist symmetrisch), enge Pupillen. Im Anfall Zyanose, danach Apnoe (nach Hyperventilation) und erneute Zyanose. Postiktaler Dämmerzustand, Nachschlaf, Amnesie (Müdigkeit überdauert körperliche Schwäche!).

1.2 Absencen:
Sekunden bis Minuten dauernde Störung der Bewusstseins- und Reaktionslage, Bewusstsein oft erhalten; häufig mit fokalen (Myoklonien) motorischen Entäußerungen (perioral, Lidflackern).

1.3 Gemischtes Anfallsleiden aus Absencen und Grand mal.

1.4 Tonische Streckkrämpfe:
Beuge- oder Strecksynergismen, meist aller Extremitäten, gelegentlich halbseitig betont (Hemiparese der minder bewegten Seite?) mit Bewusslosigkeit. Spontan auftretend oder nur nach Berührungs- bzw. Schmerzreizen (bessere Prognose).

2. Sekundär generalisierte Anfälle

2.1 Fokaler (motorischer oder sensibler) Anfall (Jackson) mit Generalisation (tonisch-klonischer Krampf).

2.2 Myoklonisch-astatischer Anfall (Lennox).

2.3 Blick-, Gruß-, Nick- oder Salaamkrämpfe (BNS; West-Syndrom), spezifische kindliche Anfallsform mit zwangsweisen Blickautomatismen.

3. Partielle Anfälle

3.1 Fokaler sensibler oder motorischer Anfall ohne Generalisation, eventuell mit unterschiedlicher Ausbreitung (Komplex), selten Generalisierung möglich.

3.2 Psychomotorischer Anfall (temporaler Anfall, Dämmerattacke): Desorientierung, Bewegungsautomatismen (meist mit Schmatzbewegungen); lang dauernde sinnvolle Handlungsabläufe sind möglich.

4. Sonstige Anfälle

4.1 Synkopaler Anfall (akut einsetzende Bewusslosigkeit mit Tonusverlust), primär keine motorischen Entäußerungen (Übergang in generalisierten Anfall möglich), Sensorium völlig klar, kein Nachschlaf. Körperliche Schwäche überdauert Müdigkeit.

4.2 Narkolepsie: Plötzlich einsetzender anfallsweiser Schlaf mit (affektivem) Tonusverlust (Katalepsie), keine Krampferscheinungen. Im Wach-EEG Schlafstadien!

4.3 Wachanfall, klinisch dem temporalen Anfall (s. 3.2) sehr ähnlich, wird als Teil des Narkolepsiesyndroms angesehen (beim Aufwachen Unmöglichkeit, sich zu bewegen).

4.4 Hysterischer oder psychogener Anfall: Keine Pupillenerweiterung, gute Pupillenreaktion. Keine Aura, keine Anfallsmuster. Übergang eines hysterischen Anfalls beim Vorliegen von Tetanie oder Porphyrie in einen generalisierten Anfall selten möglich.

4.5 Tetanischer Anfall: Hyperventilation, scheinbare Bewusstseinstrübung, weite, reagierende Pupillen, die Umgebung wird wahrgenommen, Pfötchenstellung.

■ Anamnese

Gegenwärtige Beschwerden: Anfallstyp? Erster Anfall in welchem Lebensalter? Aura (Geruch, taktil, optisch, sonstige)? Immer der gleiche Anfallstyp? Anfallsfrequenz (Anfallskalender)? Fremdanamnese? Auslösungsfaktor bekannt (Flackerlicht, Husten)?

Mögliche Begleitsymptome: Frische Verletzungszeichen? Frischer Zungenbiss? Narben an der Zunge? Urin- oder Stuhlabgang? Herzrhythmusstörungen (synkopaler Anfall)? Hyperventilation (tetanischer Anfall)? Bewusstseinstrübung (postiktal)?

Ursächliche Faktoren: Abhängigkeit von äußeren Faktoren (Periode, Störungen des Schlaf-Wach-Rhythmus, Übermüdung, Medikamentenabusus, Alkoholabusus mit Reduktion der Alkoholdosis, Hitzeeinwirkung, unregelmäßige Medikamenteneinnahme bei bekanntem Anfallsleiden)? Fieber (Meningoenzephalitis)? Retardierung der körperlichen und geistigen Entwicklung (perinatale Hirnschädigung)? Vorausgegangener Schädelunfall (posttraumatisches Hämatom)? Einnahme von Drogen (Drogenentzug?) oder anderen toxischen Substanzen? Drogenmissbrauch? Vorausgegangene Behandlung eines malignen Prozesses (Hirnmetastasen)?

■ Befund

Allgemeinbefund: Körperlicher Untersuchungsbefund.

Neurologischer Befund: Reflexdifferenzen bzw. Parese? Pyramidenbahnzeichen? Sensibilitätsstörungen? Bewusslosigkeit? Reaktionslosigkeit? Erhaltene (ungezielte oder gezielte) Abwehrreaktionen, seitengleich? Meningismus (Meningoenzephalitis)? Gefäßgeräusche am Hals (extrakraniell ausgelöste Durchblutungsstörungen)? Tremor, Unruhe, Nesteln (prädelirantes Syndrom)?

Psychischer Befund: Organisches Psychosyndrom: postiktale Bewusstseinsstörung? Nachschlaf? Erweckbar? Psychisch auffällig? Halluzinationen (Delir, alkoholbedingt)?

Untersuchung im Anfall: Kornealreflex erhalten? Pupillen? Pupillenreaktion? Reflexdifferenzen?

■ Notwendige technische Verfahren

Labor:	Laborstatus, Glukosebelastung mit verlängerter Blutzuckerabnahme (Hypoglykämie?)
EEG: (Auch mit Provokation durch verlängerte Hyperventilation und Flackerlichtstimulation)	Allgemeinveränderung? Gesteigerte zerebrale Erregbarkeit? Anfallstypische Graphodelemente (Spikes, SW-Kombinationen).

Röntgenaufnahmen: (Herzfehler, Embolie?).	Schädelübersicht in 2 Ebenen, Thorax
NMR:	Pathologische Strukturen?

■ Indikationen für gezielte weitere Untersuchungen

Bei wiederholten Anfällen (Anfallsserie) oder Status epilepticus (unmittelbar aneinander anschließende Anfälle):	Weiterführende Diagnostik: Langzeit-EEG, Liquoruntersuchung, Angiographie.
Bei zeitlicher Bindung der Anfälle (Schlaf, Erwachen):	Provokations-EEG mit verlängerter Hyperventilation und Schlaf- sowie Schlafentzugs-EEG.
Bei Verdacht auf Narkolepsie:	Nachweis des paradoxen Schlafes im EEG (automatische Schlaf-EEG-Analyse).
Bei Verdacht auf symptomatisches Anfallsleiden (Hirntumor, Abszess usw.):	NMR und/oder Computertomogramm, evtl. Angiographie. Liquoruntersuchung.

Liste der Krankheiten und Syndrome

Häufige Anfallsursachen

- Perinatale Hirnschädigung, meist pathologisches EEG; Beginn in der Kindheit oder Pubertät (Retardierung), NMR pathologisch
- Alkoholabusus; Anfall oft nach einer Reduktion der Alkoholdosis (Berufsanamnese, Leberwerte, Polyneuropathie, delirante Symptome?)
- Meningitis, Meningoenzephalitis, Hirnabszess: (Liquor!) Fieber, Meningismus. Meist fokal betonte oder fokale Anfälle, erhebliches Psychosyndrom
- Intrakranieller raumfordernder Prozess (Tumoren, Gliom, subdurales Hämatom, Angiom)

- Herzklappenfehler, besonders Aortenstenose, Mitralstenose, embolische Auslösung (häufig auch nur synkopale Anfälle)
- Zustand nach Schädel-Hirn-Trauma (Kontusionsherd, Hämatom): fokale oder generalisierte Anfälle, häufig auch Streck- oder Beugekrämpfe mit Bewusslosigkeit (CT)

Weniger häufige Anfallsursachen

- Stoffwechselstörungen: Urämie, Eklampsie, Hypoglykämie (postprandiale Späthypoglykämie, 3–4 Std. nach einer kohlehydratreichen Mahlzeit), Porphyrie (meist mit Polyneuropathie, Lichtüberempfindlichkeit, dunkler Urin!), (parathyreoprive) Tetanie (Hyperventilationszustände)
- Tetanus (tonische Krämpfe ohne Generalisation, keine Bewusstseinstrübung)
- Einnahme (Abusus) von Medikamenten oder Krampfgiften (Atropin, Äther, Benzin, Drogen), Beruhigungsmittelmissbrauch
- Herzrhythmusstörungen (synkopale, aber auch fokale oder generalisierte Anfälle), Herzerkrankung bekannt? (EKG); zerebraler Gefäßprozess mit (temporalen) Durchblutungsstörungen, meist Progene, Stoffwechselstörungen, Hypertonie, Arteriopathie
- Hirnvenen- oder Hirnsinusthrombose, progrediente neurologische Symptomatik und Bewusstseinstrübung, Liquor leicht blutig (AT III Mangel?)
- Karotissinus-Syndrom (Karotisdruckversuch!), Bradykardie bis zur Asystolie, synkopaler Anfall
- Ischämischer Hirninfarkt
- Intrazerebrale Massenblutung (Kypertonieanamnese?)
- Subarachnoidalblutung
- Orthostase-Syndrom (vago-vasale Synkope, selten generalisierter Anfall), keine neurologischen Auffälligkeiten, Bradykardie, respiratorische Arrhytmie
- Zerebrale Zirkulationsstörungen bei Karotisstenose, Karotisverschluss, Aortenbogensyndrom, Subclavian-Steal-Syndrom. Husten- oder Lachsynkope
- Zustand nach Insolation (meist innerhalb der ersten 24 Std.), Rötung der Gesichts- und Kopfhaut

- Progressive Paralyse (alle Anfallstypen möglich, oft auch pathologische Graphoelemente im EEG)
- Subdurales Empyem, ausgehend von einer eitrigen Nebenhöhlenentzündung, anfangs oft symptomfrei, Liquor häufig anfangs normal
- ▶ Hysterischer bzw. psychogener Anfall, differentialdiagnostisch von temporalen Anfällen schwer abgrenzbar (Langzeit-EEG, psychologische Testung, Doppelbildaufzeichnung)!

Bei Kindern

- Pyknolepsie (sekunden- bis minutenlange Absencen, z. T. mit leichten motorischen Entäußerungen)
- BNS-Krämpfe (Petit mal)

Seltene Anfallursachen

- Hypertone Krise mit fokalem oder generalisiertem Anfall bei Phäochromozytom, auch synkopale Anfälle möglich
- Addison-Krise (generalisierter Anfall)
- Glossopharyngeus-Neuralgie mit synkopalem Anfall in der Neuralgieattacke
- Symptomatische Narkolepsie bei Mittelhirn- oder Zwischenhirnerkrankungen, Tumoren, Enzephalitis
- Amnestische Episoden (Amnesie ohne für die Umwelt sichtbare Merkmale)
- Generalisierter Befall des ZNS mit Morbus Boeck
- Elektrolytstörungen (Hypokaliämie bei Durchfall oder forcierter protrahierter Diurese)
- Homozystinurie (zus. mit rezidivierenden Lungenembolien)

Bei allen Ursachen kann es zu einer Anfallsserie oder einem Status epilepticus kommen!!

Anisokorie

s.a. Miosis (S. 166) und Mydriasis (S. 178)

Eine Anisokorie wird nach der Seite der weiteren Pupille („zugunsten **rechts** oder **links**") bezeichnet. Die trägere oder fehlende Lichtreaktion weist auf die erkrankte Pupille hin.

■ Anamnese

Gegenwärtige Beschwerden: Wie lange? Konstante oder wechselnde Anisokorie? Ohne Beschwerden, mit Entrundung (angeboren)? Sehstörungen und Leseschwierigkeiten (kleine Schrift) bei Pupillenerweiterung?

Mögliche Begleitsymptome: Kopfschmerzen lokalisiert und/oder ▶ Erbrechen (intrakranieller Tumor)? Doppelbilder? ▶ Heiserkeit (Botulismus)? Angina, Tonsillarabszess (Diphtherie)? Nackenschmerzen (zervikaler intraspinaler Prozess)? Migräneartige Kopfschmerzen mit Migräneanamnese (Pupillotonie)? Gerötete Bindehaut (mit enger Pupille: ▶ Glaukomanfall)?

Ursächliche Faktoren: Anisokorie und Heiserkeit nach Genuss von Konserven (Botulismus)? Vorausgegangenes (länger zurückliegendes?) Schädeltrauma (subdurales Hämatom)? Lokale Behandlung mit Augentropfen? Atropinhaltige Medikamente? Fieber? Augenschmerzen?

■ Befund

Allgemeinbefund: Körperlicher Untersuchungsbefund.

Neurologischer Befund: Konstante Anisokorie? Entrundung? Reaktionen auf Licht und Konvergenz? Konsensuelle Pupillenreaktion? Augenbeweglichkeit (Nystagmus, Doppelbilder)? Sehfähigkeit? Augenhintergrund (Stauungspapille)? Konjunktivale Rötung (Glaukom)? Lidspaltendifferenz mit Enophthalmus auf der Seite der engeren Pupille (Horner-Syndrom)? Heiserkeit (Botulismus)? Ptose (interne Ophthalmoplegie)? Reflexabschwächung an den oberen Extremitäten oder radikuläre Sensibilitätsausfälle (zervikaler Prozess mit zentralem Horner-Syndrom)? Migräneartige Kopfschmerzen oder Umkehr der Anisokorie nach längerem Augenschluss (Pupillotonie)? Paradoxe Pupillenreaktion (vorausgegangene Ophthalmoplegie bei intrakraniellen Prozessen)? Sonstige neurologische Auffälligkeiten? Nackensteifigkeit (Meningitis, Enzephalitis)?

■ Notwendige technische Verfahren

Röntgenaufnahmen:	Schädelübersicht in 2 Ebenen, Rhese (Foramen opticum), Nebenhöhlen (Sinusitis), Schädelbasis (Destruktion).
Labor:	Laborstatus, Kardiolipin.
EEG:	Allgemeinveränderung, Herdbefund?
CCT:	Kypo- oder hyperdense Zone? Subdurales Haematom?

■ Indikationen für gezielte weitere Untersuchungen

Beim älteren Patienten, nach Traumen, bei anhaltenden Kopfschmerzen oder Verdacht auf eine intrakranielle Raumforderung:	Computertomographische Verlaufskontrolle, auch wenn erstes CCT unauffällig war. NMR.
Bei unklarem Fundus oder Verdacht auf Doppelbilder:	Funduskontrolle, Sehprüfung, Doppelbilderprüfung und Perimetrie. Pharmakologische Pupillentestung (Augenarzt).
Bei Kopfschmerzen, Fieber, Nackensteifigkeit:	Lumbalpunktion, Liquoruntersuchung mit Lues-Reaktionen.
Wenn neu aufgetreten und störend (Lichtscheu):	Lumbalpunktion und Liquoruntersuchung.

Anisokorie

Liste der Krankheiten und Syndrome

Ohne Entrundung
- Intrakranieller raumfordernder Prozess (Blutung, Tumor, Abszess) mit Herniation des N. oculomotorius am Tentoriumrand (Miosis, dann Mydriasis auf der erkrankten Seite)
- Migräne, eventuell mit Pupillotonie
- Medikamentös durch lokale (Augentropfen, Mydriatikum) oder perorale bzw. parenterale Atropingabe
- Horner-Syndrom (mit Enophthalmus und Ptosis) s. S. 204
- ▶ Glaukomanfall, mit Rötung der Bindehaut und Miosis
- Enzephalitis, Meningitis
- Wernicke-Herdenzephalitis (kombiniert mit Stand- und Gangataxie, Nystagmus und häufig Augenmuskelparesen)
- Aneurysma der Hirnarterien, Subarachnoidalblutung

Mit Entrundung
- Angeborene Anisokorie (meist mit Entrundung)
- Lues cerebri, progressive Paralyse, Tabes dorsalis
- Bei und nach Iritis bzw. Iridozyklitis
- Nach Kontusionsverletzungen des Augapfels
- ▶ Im Glaukomanfall bzw. bei oder nach Glaukombehandlung

■ Pharmakologische Pupillentestung

Weitere Pupille: Zusätzliche deutliche Erweiterung nach Kokain und maximale Erweiterung nach Atropin bei **Mydriasis paralytica**; Erweiterung nur nach Atropin und unveränderte Pupillengröße nach Kokain bei Mydriasis spastica.

Engere Pupille: Maximale Erweiterung auf Atropin und unveränderte Reaktion nach Kokain bei **Miosis spastica**; minimale Erweiterung auf Atropin und höchstens geringfügige Erweiterung auf Kokain bei **Miosis paralytica**.

Bei konstantem Befund und lichtstarr-weiter Pupille:
Testung mit 0,5–1,0%-iger Pilocarpin- Hydrochlorid-Lösung: Verengung der Pupille, z.B. im Falle einer Wirkung von Scopolamin oder Pflaster hinter dem Ohr gegen Schwindel.

Hyposmie ist die Herabsetzung, Anosmie der Ausfall der Geruchswahrnehmung, die meist als „Geschmacksstörung" berichtet wird.

■ Anamnese

Gegenwärtige Beschwerden: Spontan aufgefallen oder erst bei Untersuchung festgestellt? Langsame oder rasche Entwicklung? Einseitig? Seitenbetont?

Mögliche Begleitsymptome: Abtropfen eines wässrigen Sekretes aus der Nase, eventuell nur bei bestimmten Kopfhaltungen (Liquorfistel, posttraumatisch oder spontan)? Rhinitis? Kopfschmerzen? Gesichtsschmerzen? Fieber?

Ursächliche Faktoren: Schädeltrauma (Abriss der Fila olfactoria)? Durchgemacht Grippe (eventuell mit Rhinitis)? Chronische Nebenhöhlenentzündungen? Nasenverletzungen? Medikamente?

■ Befund

Allgemein- und Lokalbefund: Körperlicher Untersuchungsbefund. Klopfschmerz der NNH? Druckschmerz der NAP? Sinusitis? Rhinitis? Konjunktivale Rötung?

Neurologischer Befund: Hyposmie, Anosmie (Prüfung mit aromatischen Stoffen): für den N. olfactorius (Vanillin, Lavendelöl, Asa foetida), den N. glossopharyngicus (Chloroform und Aether = süß). Für den N. trigeminus: Reizstoffe (Essigsäure, Ammoniak); symmetrisch oder einseitig (betont)? Doppelbilder? Anisokorie?

Psychischer Befund: Frontales Psychosyndrom (Witzelsucht)? Aggravation?

Anosmie

■ Notwendige technische Verfahren

Labor:	Laborstatus.
Röntgenaufnahmen:	Schädelübersicht in 2 Ebenen, NNH (Sinusitis), Schädelbasis (Fraktur?), evtl. Tomographie.
CCT:	Mit dünnen Schichten der Schädelbasis, evtl. Knochenfenster, evtl. NMR.

■ Indikationen für gezielte weitere Untersuchungen

Bei Fieber und Kopfschmerzen:	Lumbalpunktion und Liquoruntersuchung (Meningitis?)
Bei Verdacht auf frontalen raumfordernden Tumor (frontales Psychosyndrom):	EEG, Computertomogramm, evtl. NMR.
Bei Sinusitis oder Rhinitis:	HNO-ärztliches Konsil mit Geschmacks- und Geruchsprüfung.
Bei Verdacht auf Simulation:	Geschmacks- und Geruchsprüfung, psychiatrisches Konsil.

Liste der Krankheiten und Syndrome

Häufige Krankheiten und Syndrome
- Zustand nach Virusinfektion (Grippe mit Rhinitis)
- Hypertrophe Rhinitis, andere lokale chronische Krankheitsprozesse der Nasenschleimhäute (meist Hyposmie)
- Rhinitis, akute Sinusitis
- Zustand nach Schädel-Hirn-Trauma mit Abriss der Fila olfactoria
- ▶ Zustand nach frontobasaler Kontusion, evtl. Liquorfistel

Weniger häufige Krankheiten und Syndrome
- Siebbeintumoren (Knochensarkome)
- Olfaktoriusneurinom
- Frontobasales Meningiom
- Psychogene Geruchsstörung (im Zuge von Rentenverfahren; Trigeminusreizstoffe werden meist trotz sichtbarer Reaktion (Tränenfluss) ebenfalls angeblich nicht erkannt)
- Medikamentenwirkung: Streptomycin, Neomycin, Tyrothricin, Kanamycin, Propylthiouracil, Penicillamin, ev. Ganglienblocker

Aphasie

■ Die 4 Hauptformen der Aphasie sind:

Broca-Aphasie (motorische bzw. expressive A.) mit Agrammatismus (Inhaltswörter werden genannt, Funktionswörter (z.B. Artikel) werden nicht genannt, Verben meist im Infinitiv und am Satzende).
Globale Aphasie.
Wernicke-Aphasie (sensorische A.) mit Paragrammatismus (flüssige Sprachproduktion, aber Satzabbrüche mit Wiederholungen).
Amnestische Aphasie (Wortfindungsstörungen), wird durch Paraphasien und Gestik kompensiert, Vorgezeigtes wird erkannt.

■ Anamnese

Gegenwärtige Beschwerden: Seit wann? Immer gleichmäßige Sprachstörungen? Nur der Umgebung aufgefallen? Erst bei einer Untersuchung aufgefallen?

Mögliche Begleitsymptome: Lesestörungen? Schreibstörungen? Rechenstörungen? Kopfschmerzen (raumfordernder Prozess)? Musische Störungen?

Ursächliche Faktoren: Atemnot bei Belastung? Rhythmusstörungen? Vorausgegangenes Trauma (subdurales Hämatom)?

■ Befund

Allgemeinbefund: Körperlicher Untersuchungsbefund.

Neurologischer Befund: Welche Aphasieform liegt vor? Versteht der Kranke Aufforderungen (Zeigen Sie mir Ihren linken Daumen, fassen Sie an das rechte Ohr!) ohne Vorzeigen der gewünschten Bewegung, kann aber nicht antworten? Unmöglichkeit, Worte oder Begriffe zu verstehen? Lesen ungestört, sonst aber deutliche Aphasie? Wortfindungsstörungen? Nachsprechenlassen! Störungen des Rechts-Links-Empfindens? Störungen des Körperschemas? Hirnnervenstörungen? Abweichung der Zunge? Fazialisparese?

Augenhintergrund (Stauungspapille)? Reflexdifferenzen (beim Rechtshänder rechtsseitige Halbseitenstörungen)? Ataxie? Pyramidenbahnzeichen?

Psychischer Befund: Psychoorganisches Syndrom?

Logopädischer Befund?

■ Notwendige technische Verfahren

Labor:	Laborstatus.
EKG:	Rhythmusstörungen?
Röntgenaufnahmen:	Schädelübersicht in 2 Ebenen, Thorax-übersicht (Herzform).
EEG:	Herd (temporal), einseitige Veränderungen?
Computer-Tomographie:	Hypo- oder hyperdenser Bezirk? evtl. NMR.
Ultraschalluntersuchungen:	Direktionale Doppler-Sonographie (Karotisstenose?), zweidimensionale Darstellung der Karotisgabeln (Plaquebildung, Verkalkungen?)

■ Indikationen für gezielte weitere Untersuchungen

Bei pathologischem CCT:	NMR, ggfs. Angiographie
Bei pathologischem Doppler-sonogramm	Karotisangiographie (DSA).
Bei Verdacht auf Lues (Pupillen-störungen, Reflexstörungen)	Serologische Untersuchungen, Liquorkontrolle mit Lues-Reaktionen.
Bei Verdacht auf Herzrhythmus-störungen:	Langzeit-EKG-Untersuchung.

Liste der Krankheiten und Syndrome

Häufige Krankheiten und Syndrome
- ▶ Zerebrale Durchblutungsstörung bei extrakranieller Stenose oder Verschluss bzw. intrakraniellen Gefäßveränderungen
- Hirntumoren
- Subdurales Hämatom

Weniger häufige Krankheiten und Syndrome
- Stoffwechselstörungen (Hypoglykämie)
- ▶ Herzrhythmusstörungen
- Embolien bei Endokarditis
- ▶ Hirnabszess
- Enzephalitis
- Enzephalomyelitis disseminata (skandierende Sprache)
- Lues cerebro-spinalis
- Psychogene Störungen (wechselhafter Befund, psychologische Testung)

Krankenhauseinweisung notwendig bei
- Angiographie
- Hypodenser Zone im CCT (ischämischer Infarkt)

■ Anamnese

Gegenwärtige Beschwerden: Seit wann: partielle oder totale Aphonie? Zunahme oder Abnahme? Plötzlich oder langsam aufgetreten?

Mögliche Begleitsymptome: Fieber? Halsschmerzen (Laryngitis, Tonsillitis)? Andere bulbäre Symptome (Bulbärparalyse, Syringobulbie)? Schluckstörung?

Ursächliche Faktoren: Fieber, Halsentzündung (grippaler Infekt)? Nikotinabusus? Gewichtsabnahme, Husten, Auswurf (Lungen- oder Mediastinalkrankheiten)? Vorausgegangener Schädelunfall (Schädelbasisfraktur)? Vorausgegangene lokale Operation (Rekurrensschädigung)?

■ Befund

Allgemein- und Lokalbefund: Narben im Kehlkopfbereich? Laryngitis? Tonsillitis? Grippaler Infekt?

Neurologischer Befund: Partielle oder komplette Aphonie? Hustenstoß phonisch (psychogene Aphonie)? Sonstige Hirnnervenausfälle? Sensibilitätsstörungen im Larynxbereich (Tumorverdacht)? Bulbäre Symptome? Schluckstörungen? Peripher-neurologischer Befund?

Psychischer Befund: Hysterie (psychogene Aphonie)?

■ Notwendige technische Verfahren

Labor:	Laborstatus.
Röntgenaufnahmen:	Trachealserie, Thoraxübersicht (Mediastinaltumor? Struma? Herzgröße [einseitige Rekurrensparese bei Vergrößerung des rechten Vorhofes]?).

Aphonie

■ Indikationen für gezielte weitere Untersuchungen

Bei Verdacht auf entzündliche Genese (Virusinfektion): Lumbalpunktion und Liquoruntersuchung.

Bei Verdacht auf Schädelbasistumor oder Halsmarktumor (weitere neurologische Symptome): Schädelübersicht in 2 Ebenen mit Schädelbasis; CCT. SCT, Myelographie mit Darstellung des Foramen occipitale magnum. NMR.

Bei Verdacht auf multiple Sklerose (Nystagmus, Euphorie): Liquorelektrophorese und Bestimmung der Immunglobuline im Liquor. NMR.

Bei Verdacht auf Hypothyreose (Myxödem): Schilddrüsenfunktionsteste (T3-Test, T4-Test, Radiojod-Test).

Bei Verdacht auf mediastinalen Tumor oder Lungentumor: Pulmonologische Untersuchung, Schichtaufnahmen des Mediastinums.

Bei unklarem Befund im Bereich des cranio-cervikalen Übergangs: NMR.

Liste der Krankheiten und Syndrome

Häufige Krankheiten und Syndrome
- Laryngitis, Tonsillitis
- Nikotinabusus
- Struma, Karotis-Jugularis-Aneurysmen
- Progressive Bulbärparalyse, Syringobulbie

Weniger häufige Krankheiten und Syndrome
- Hirnstamminsult
- Mediastinalprozess (Tumor) mit Rekurrensparese
- Pulmonale Tumoren mit Rekurrensparese
- Schädelbasistumoren (Glossopharyngeus-Ausfall, Schluckstörung!)
- Schädelbasisfraktur
- Halsmarktumor

- Multiple Sklerose
- Botulismus (Doppelbilder, Ptose)

Seltene Krankheiten und Syndrome
- Myxödem (Innervationsschwäche bei schwerer allgemeiner Erkrankung)
- Polyneuropathie
- Vergrößerung des linken Vorhofes mit meist linksseitiger Rekurrensparese

Apraxie

Die Apraxie ist eine Störung des zweckgerichteten Handelns. Bei der **gliedkinetischen Apraxie (Dyspraxie)** gelingen differenzierte Bewegungen mangelhaft oder nicht, die **ideokinetische Apraxie** verunmöglicht Handlungsabläufe auch nach Vormachen, die **ideatorische Apraxie** lässt eine Imitation zu.

■ Anamnese

Gegenwärtige Beschwerden: Spontan aufgefallen oder erst bei Untersuchung festgestellt?

Mögliche Begleitsymptome: Kopfschmerzen.

Ursächliche Faktoren: Früher ähnliche Beschwerden? Früher Paresen oder Wortfindungsstörungen (intermittierende zerebrale Ischämie)?

■ Befund

Allgemeinbefund: Körperlicher Untersuchungsbefund.

Neurologischer Befund: Kann eine Aphasie ausgeschlossen werden? Sonstige Hirnnervenfunktionsstörungen? Augenhintergrund? Peripher-neurologische Differenzen? Bauchhautreflexe? Koordinationsstörungen, Ataxie?

Psychischer Befund: Psychoorganisches Syndrom? Gedächtnisstörungen? Affektinkontinenz? Orientierungsstörungen?

■ Notwendige technische Verfahren

Labor:	Laborstatus.
EEG:	Diffuse Verlangsamung, Herdbefund?
Röntgenaufnahmen:	Schädelübersicht in 2 Ebenen, Thoraxübersicht.

CCT:	Hypo- oder hyperdense Zone?
Dopplersonogramm:	Extrakranielle Stenose?

■ Indikationen für gezielte weitere Untersuchungen

Bei pathologischem CCT:	Angiographie.
Bei unauffälligem CCT:	NMR.

Liste der Krankheiten und Syndrome

- Enzephalomalazie bei extrakranieller Gefäßstenose, intrakraniellem Gefäßprozess, Herzrhythmusstörungen, Stoffwechselstörungen
- Intrakranieller raumfordernder Prozess (Hirntumor, Metastase, Abszess, subdurales Hämatom)
- Enzephalitis (selten ohne weitere neurologische Symptome!)
- Psychogene Störung
- Balkentumor (oft mit Hörstörung und Psychosyndrom)

Krankenhauseinweisung fast immer notwendig.

Areflexie

■ Anamnese

Gegenwärtige Beschwerden: Keine Beschwerden (Zufallsbefund)? Schlechter Allgemeinzustand, Fieber (entzündliche Erkrankung)? Pelzigkeit im Bereich der distalen Extremitätenabschnitte, besonders der Füße (Polyneuropathie, ▶ Radikulitis)? Rasche oder langsame Entwicklung?

Mögliche Begleitsymptome: Parästhesien, Dysästhesien, Hyperpathien oder Hypästhesien im Bereich der distalen Extremitäten (Polyneuropathie, Radikulitis)? Nackensteifigkeit, Fieber (▶ Meningismus bei Meningoenzephalitis oder Myeloradikulitis)? ▶ Motorische Schwäche? Störungen der Pupillomotorik (Pupillotonie, s. S. 14)? Langsame oder fehlende Pupillenreaktionen (Adie-Syndrom)?

Ursächliche Faktoren: Diabetes mellitus, Alkoholmissbrauch, Tablettenabusus (Polyneuropathie)? Gewichtsabnahme (Malignom mit paraneoplastischer Polyneuropathie)?

■ Befund

Allgemeinbefund: Körperlicher Untersuchungsbefund.

Neurologischer Befund: Kontrolle der Areflexie mit Ablenkung (Husten, Jendrassik-Handgriff; ungewohnte Untersuchungshaltungen, z.B. Knien auf der Bettkante, Sitzen mit übereinandergeschlagenen Beinen); Sensibilitätsstörungen? Störungen der Tiefensensibilität bzw. des Vibrationsempfindens? Lagesinn? ▶ Motorische Ausfälle (Zehengang, Fersengang, grobe Kraft)? Hirnnervenstörungen? Masseterreflex ausgefallen (selten)? Pupillenstörungen (Pupillotonie)? Augenhintergrund? Pyramidenbahnzeichen? Ataxie (spinal)?

Psychischer Befund: Organisches Psychosyndrom? Aggravation?

■ Notwendige technische Verfahren

Labor: Laborstatus (Diabetes, Hepatopathie bei Alkoholmissbrauch).

Liquoruntersuchung:	Polyneuropathie, ▶ beginnende Landry-Paralyse bei Radikulitis bzw. Myelitis, Tumorausschluss, Queckenstedt-Versuch, Lues-Reaktionen!
Elektromyographie:	Elektromyographische Reflexuntersuchung (elektrische Reflexantworten noch nachweisbar?); Polyneuropathie? Myopathie? Neuropathie? Generalisierter Prozess?

■ Indikationen für gezielte weitere Untersuchungen

Bei Verdacht auf Malignom (hohe BKS, Elektrophorese):	Internistisches Konsil (Bronchialkarzinom mit paraneoplastischer Polyneuropathie oder Myopathie).
Bei ungeklärter Polyneuropathie und mangelnder Remissionstendenz:	Muskelbiopsie.
Bei atypischem Liquorsyndrom:	Myelographie (Tumorausschluss).

Liste der Krankheiten und Syndrome

Häufige Krankheiten
- Polyneuropathie bei Diabetes, Alkoholmissbrauch oder anderen Stoffwechselstörungen (Beginn in den Beinen, meist Sensibilitätsstörungen und später motorische Ausfälle)
- ▶ Landry-Paralyse (bedrohliches Krankheitsbild, Gefahr der Atemlähmung, Beatmungsmöglichkeit schaffen)
- ▶ Radikulitis bzw. Radikulopolyneuritis. Am Anfang nicht von der aufsteigenden Paralyse zu unterscheiden, häufig radikuläre starke (vegetative, brennende) Schmerzen. Im Liquor Eiweißerhöhung

Areflexie

Weniger häufige Krankheiten
- Adie-Syndrom (Areflexie, auch mit Pupillotonie, kein Krankheitswert)
- Atypische Polyneuropathie mit sehr langsamem, chronisch progredienten Verlauf, Ursache ungeklärt
- Borreliose (Liquor; Antikörper)

■ Anamnese

Gegenwärtige Beschwerden: Bei welchen Bewegungen erstmals aufgefallen? Mit Schmerzen aufgetreten? Rückbildung oder Zunahme? Früher ähnliche Symptome? Welche Funktionen sind ausgefallen (Abb. 1)?

Mögliche Begleitsymptome: ▶ Kopfschmerzen? Fieber? Nackensteifigkeit (Plexusneuritis, Meningitis, Meningoenzephalitis)? Schmerzen oder andere Beschwerden auch im anderen Arm (Neuritis, Plexusneuritis, zervikaler raumfordernder Prozess)? Andere neurologische Symptome? Halbseitenkopfschmerzen mit Erbrechen und Lichtscheu (Migraine accompagnée)? Kalter Schweiß, Heißhunger (Hypoglykämie)?

Ursächliche Faktoren: Schädelunfall (subdurales Hämatom)? Herzfehler bekannt (Hirnembolie)? Vorausgegangene Operation oder Bestrahlung des oberen Thorax oder der Axilla?
Druckläsion möglich (Aufliegen des Kopfes bei seitlicher Schlafstellung? Arm über eine Stuhllehne gehängt?).

■ Befund

Allgemein- und Lokalbefund: Körperlicher Untersuchungsbefund. Trophische Störungen? Blutdruckdifferenz? Pulsdifferenz (Subklaviastenose)?

Neurologischer Befund: Schlaffe Parese mit Areflexie seit längerer Zeit (= periphere Parese), schlaffe Parese mit Reflexsteigerung und/oder Pyramidenbahnzeichen (zentrale Parese), spastische Parese mit oder ohne Sensibilitätsstörungen (= zentrale Parese), partielle Parese mit segmentalen Sensibilitätsstörungen (= periphere Parese)? Gestörte Funktion?

Armparese

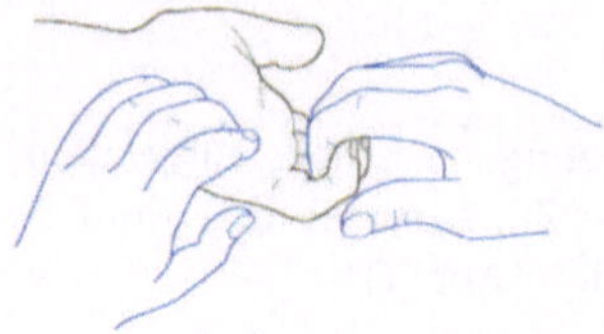

M. flexor digitorum superficialis
(N. medianus)

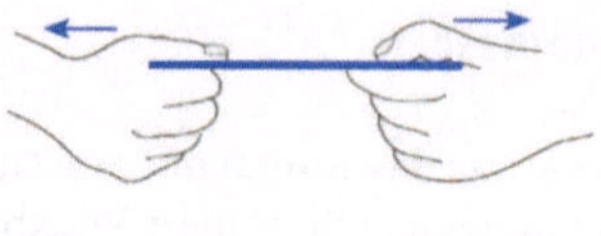

Positives Fromend-Zeichen links
[Ulnarisparese, Ersatz durch M.
flexor pollicis longus (N. medianus)]

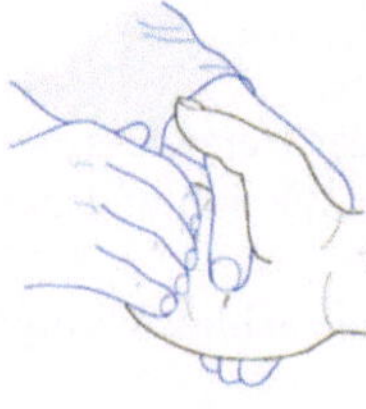

Flexion der Langfinger
im Grundgelenk (Mm.
interossei, N. ulnaris)

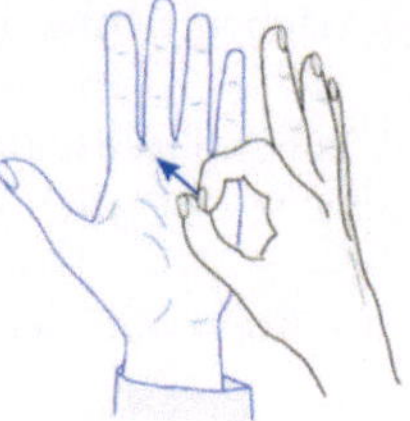

Nasenstüberbewegung
bei Ausfall der Mm. in-
terossei (Ulnarisparese)
abgeschwächt

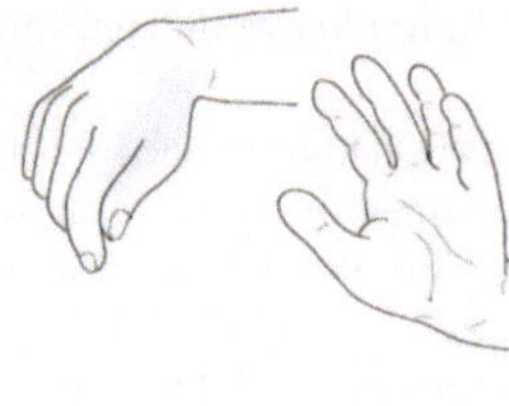

Fallhand, Radialislähmung
(hellblau = autonome
Sensibilitätsstörung)

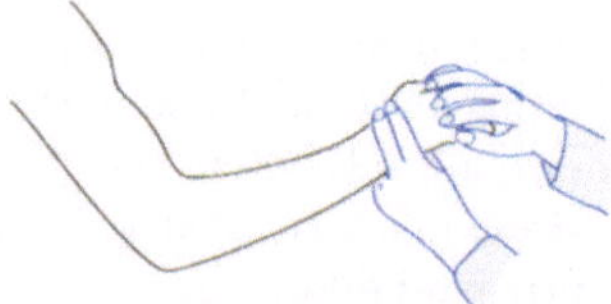

M. extensor digitorum commu-
nis, M. extensor indicis (N. radialis)

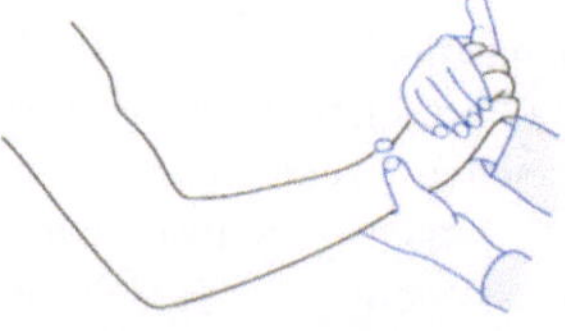

Mm. extensor carpi radialis et
ulnaris (N. radialis)

Abb. 1. Funktionsprüfungen bei Armparese. (Aus: Mumenthaler M./Schliack H. (Hrsg.) Läsionen peripherer Nerven, 4. Auflage. Stuttgart: Thieme 1982)

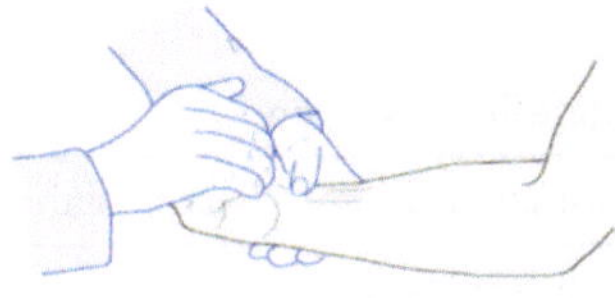

M. flexor carpi radialis
(N. medianus)

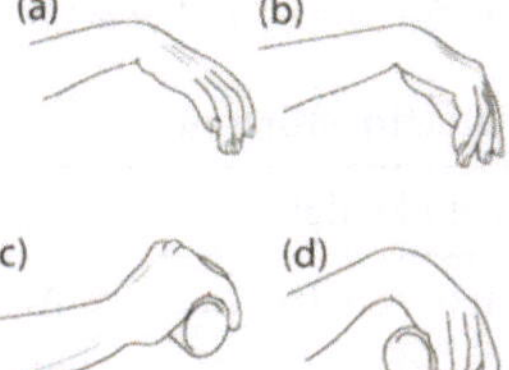

Fallhand bei zentraler Parese (a)
und peripherer Lähmung (b),
bei Griffstellung bei zentraler
Parese Mitbewegung der Exten-
soren (c), fehlt bei peripherer
Parese (d)

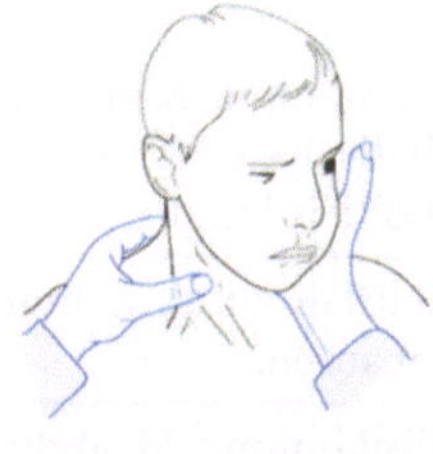

Funktionsprüfung des
M. sternocleidomastoideus
(N. accessorius)

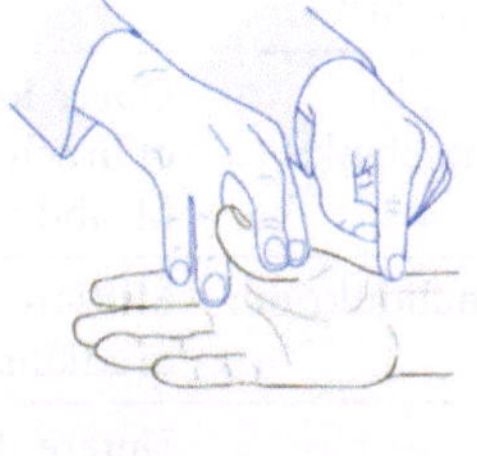

M. abductor pollicis lon-
gus (N. radialis) (der
Handrücken liegt flach
auf einer Unterlage, man
tastet die Sehne)

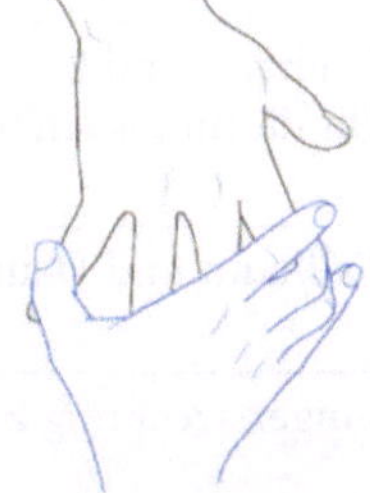

Mm. interossei
dorsales (N. ulnaris),
Fingerspreizen

Abb. 1. (Fortsetzung)

Armparese

Bei partieller peripherer Parese

Funktiosstörung	Ausgefallene Nerven
Scapula alata:	N. thoracicus longus, Serratuslähmung.
Auswärtsdrehung des Armes:	Mm. supra- et infraspinatus, N. suprascapularis.
Armhebung nach vorne und zur Seite, Sensibilitätsstörung an der proximalen Oberarmseite:	Mm. deltoideus et teres minor, N. axillaris.
Beugung im Ellenbogengelenk, Sensibilitätsstörung an der radialen Kante des Unterarms:	Mm. coracobrachialis, biceps et brachialis, N. musculo-cutaneus.
Fallhand und Streckung im Hand- und Ellenbogengelenk:	Obere Radialislähmung, Mm. triceps et brachioradialis, Extensoren, M. abductor pollicis longus.
Fallhand und Daumenabduktion:	Mittlere Radialislähmung, M. brachioradialis, Extensoren.
Fingerstreckung 2–5:	Untere Radialislähmung, M. abductor pollicis.
Schwurhand und Handbeugung:	Obere Medianuslähmung, Pronationsschwäche, Daumenopposition gestört.
Angedeutete Schwurhand:	Mittlere Medianuslähmung.
Daumenabduktion und Beugung, Daumenopposition:	Untere Medianuslähmung.
Atrophie des Daumenballens mit Hypästhesie der Handfläche:	Karpaltunnelsyndrom mit Kompression des N. medianus.
Daumenendgliedstreckung:	N. radialis (meist Hauttemperaturdifferenz).
Krallenhand mit Beugung der Fingerendglieder 4 und 5: Ulnarisfingerbeuger:	Obere Ulnarislähmung mit Atrophie des Mm. interossei. Ulnarislähmung vom Ellenbogentyp, Sulcus n. ulnaris.

Parese der kleinen Handmuskeln für Spreizung und Adduktion:	Mittlere Ulnarislähmung im distalen Unterarmbereich.
Fingerspreizung und Daumenadduktion sowie Abspreizung des 5. Fingers:	Ulnarislähmung vom mittleren Handgelenkstyp.
Fingerspreizung und Daumenadduktion ohne Sensibilitätsstörung:	Ulnarislähmung vom distalen Handgelenkstyp.
Pronation und Handgelenksbeugung:	Nn. Musculo-cutaneus et medianus.
Handgelenksbeugung:	N. ulnaris.

Ausstrahlendes elektrisierendes Gefühl oder Schmerzen beim Beklopfen des befallenen Nervenstamms (Hoffman-Tinnel-Zeichen)? Hyperflektionsschmerz oder Druckschmerz im Handgelenksbandbereich (Karpaltunnelsyndrom)? Störungen an den unteren Extremitäten? Blasenstörungen? Pyramidenbahnzeichen? Hirnnervenausfälle? Augenhintergrund?

Psychischer Befund: Psychoorganisches Syndrom.

■ Notwendige technische Verfahren

Labor:	Laborstatus.
Röntgenaufnahmen:	Schädelübersicht in 2 Ebenen, HWS mit Schräg- und Funktionsaufnahmen (zervikaler Tumor?); Sulcus n. ulnaris (Ulnarisrinnensyndrom?); Karpaltunnel (Karpaltunnelsyndrom?).
CCT:	Hypo- oder hyperdense Zone?
EEG:	Allgemeinveränderung? Herdbefund?
SCT:	Bandscheibenvorfall, spinaler Tumor.
NMR:	Halsmarkprozess?

Armparese

■ Indikationen für gezielte weitere Untersuchungen

Bei pathologischem CCT: Angiographie.

Bei Verdacht auf hohe Plexusparese bzw. ätiologisch nicht weiter abklärbare periphere Parese: Übersichts- und Funktionsaufnahmen der HWS, zervikale Myelographie, Liquoruntersuchung, EMG.

Bei Unterschieden im Puls der A. radialis bzw. des Blutdrucks: Arteriooszillogramm (auch der Beine!), EKG, Hauttemperaturmessung, Dopplersonogramm der Halsgefäße, ev. DSA.

Bei unklarer klinischer Abgrenzung der Parese und zur Eingrenzung der Lokalisation bei peripherer Lähmung (Plexus, Faszikel, Nerv): Elektromyogramm, Bestimmung der sensiblen bzw. motorischen Nervenleitgeschwindigkeit, FVP.

Bei Verdacht auf extrakranielle Stenose mit Durchblutungsstörung (rasche Rückbildungstendenz): Dopplersonographie der Halsgefäße und im Orbitawinkel, Bestimmung der regionalen Hirndurchblutung, DSA.

Liste der Krankheiten und Syndrome

Häufige Krankheiten

- Zerebrale Ischämie bei extra- und intrakraniellem Gefäßprozess
- Schultertrauma (Serratus- oder Plexuslähmung. Wurzelausriss nach Verkehrsunfall, Sturz über Lenkstange, Horner-Syndrom)
- Zustand nach Ellenbogenfrakturen, degenerative Veränderungen am Ellenbogengelenk (Ulnarisrinnensyndrom)
- Schädigung durch Oberarmfrakturen
- Frakturen im distalen Oberarmdrittel oder Druckschädigung mit mittlerer Radialislähmung
- Frakturen, Verletzungen oder Druckschädigung im Bereich des proximalen Unterarms mit unterer Radialislähmung

- Frakturen, Schnittverletzungen oder Druckschädigung des N. medianus oberhalb des Ellenbogens (obere Medianuslähmung)
- Schädigung im proximalen Unterarmbereich (mittlere Medianuslähmung)
- Schädigung im distalen Unterarmbereich (untere Medianuslähmung)
- Läsion des N. ulnaris im Oberarmbereich durch Frakturen, Schnittverletzungen oder Druckschädigung (Krallenhand)
- Lähmung des N. ulnaris im Ellenbogenbereich (z.B. Ulnarisrinnensyndrom, Hypästhesie im ulnaren Handkantenanteil, bis etwas oberhalb des Handgelenks reichend)
- Schädigung im distalen Unterarmbereich (mittlere Ulnarislähmung)

Weniger häufige Krankheiten
- (Hoher) Halsmarktumor, extra- oder intradural
- Tumoren der oberen Thoraxapertur (obere Plexusparese)
- Schulterluxation (Axillarisparese)
- Narkoselähmung (Axillarisparese)
- Druckschädigung durch Achselkrücken (Plexusparese)
- „Parkbanklähmung" (Radialislähmung mit Fallhand usw.) Karpaltunnelsyndrom mit Hyperflexionsschmerz (Dorsalflexion der Hand) und Hypästhesie im Handtellerbereich, Atrophie des Daumenballens
- Schädigung im Handgelenksbereich, entweder Ulnarislähmung vom mittleren Handgelenks- oder vom distalen (s. oben) Typ
- Strahlenschädigung nach Operation und Bestrahlung eines Mammakarzinoms, Schilddrüsentumors, Bronchialkarzinoms usw.
- Systemdegenerationen (spinale Muskelatrophie, amyotrophe Lateralsklerose, spastische Spinalparese), Ergebnis der technischen Untersuchungen meist negativ, EMG!
- Ruptur der Rotatorenmanschette mit Pseudoparalyse

Seltene Krankheiten
- Spinale Myelomalazie im Halsmarkbereich
- Halsrippe (meist Ulnarisparese)
- Arachnitis spinalis (Tbc und unspezifisch)
- Pachymeningitis hypertrophicans cervicalis (oft doppelseitig)
- Borreliose (meist Wirbelsäulen- oder Armschmerzen am Anfang)

Armschmerzen

■ Anamnese

Gegenwärtige Beschwerden: Diffus oder lokalisiert? Segmentaler Schmerzverlauf? Schmerzausstrahlung von proximal nach distal oder umgekehrt? Haltungs- oder Lageabhängigkeit? Mehr beim Herunterhängen des Armes (Skalenussyndrom)? Bei Kopfdrehung (Halsrippe)? Schmerzen hauptsächlich oder nur nachts (Engpasssyndrom)? Schmerzcharakter dumpf, brennend oder neuralgieform?

Mögliche Begleitsymptome: Nackenschmerzen? Nackensteifigkeit (Meningitis)? Fieber? Bewegungseinschränkung im Schulter-, Ellenbogen- oder Handgelenk? Pelzigkeit an der Außenseite des Oberarms (Plexus oder N. axillaris), am Ober- oder Unterarm bzw. im Bereich der Finger (Abb. 2)? Verstärkung der Beschwerden beim Husten und Pressen (zervikaler Bandscheibenvorfall, Tumor)?
► Unsicherheit beim Gehen, vor allem im Dunkeln (spinale Ataxie, zervikaler raumfordernder Prozess)? Husten, Gewichtsabnahme (maligner Lungenprozess)?
► Strahlen die Schmerzen von der Schulter in den Oberarm aus (Schulter-Arm-Syndrom, Sehnenruptur des M. supraspinatus?)?

Ursächliche Faktoren: Früher Gelenkrheumatismus oder Frakturen (Engpasssyndrom; arthrogener Schmerz)? (Banales) Schultertrauma (Periarthritis)? Vorausgegangene Operationen oder Bestrahlungen am Thorax bzw. der Achselhöhle? Vorausgegangene Verletzung, Zeckenbiss, Hundebiss?

■ Befund

Allgemein- und Lokalbefund: Körperlicher Untersuchungsbefund. Blutdruckdifferenz? Pulsdifferenz? Adson-Handgriff?

Neurologischer Befund: Motorische Schwäche (s. Armparese, S. 31? Trophische Störungen? Hauttemperaturdifferenz? Druckschmerzhaftigkeit im Verlauf der Nervenstämme (Neuritis)? Reflexabschwächung oder -ausfall (Bicepsreflex C5/C6; Tricepsreflex C7/C8)? Bewegungsbehinderung (aktiv oder passiv) im Schultergelenk? Druckschmerz der Schultergelenkskapsel,

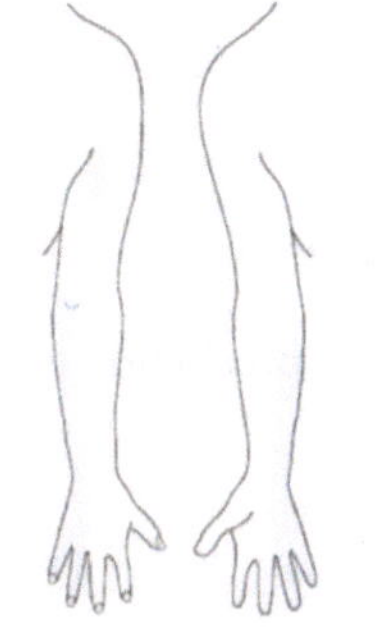
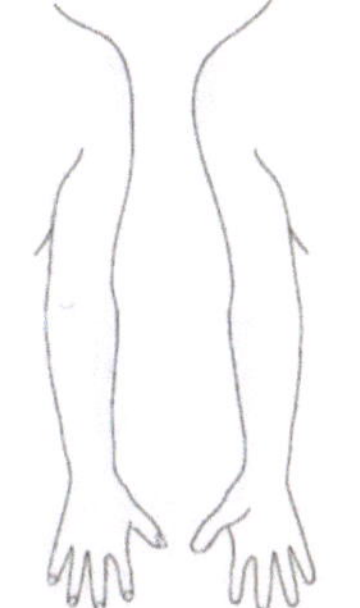
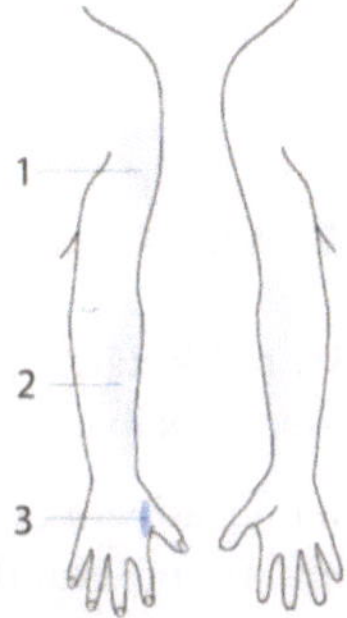

Abb. 2. Sensibilitätsstörungen am Arm bei peripherer Nervenschädigung. (Aus: Mumenthaler, M./Schliack, H. (Hrsg.) Läsionen peripherer Nerven, 4. Auflage, Stuttgart: Thieme 1982)

ventral? Druckschmerz im Sulcus ulnaris (Ulnarisrinnensyndrom)? Dorsalflexionsschmerz im Handgelenksbereich bzw. Druckschmerz des Handgelenksbandes (Karpaltunnelsyndrom)? Pulsabschwächung oder Blutdruckdifferenz bei Kopfdrehung (Skalenussyndrom)? Segmentale Hautveränderungen (Herpes zoster), neurologische Ausfälle am anderen Arm oder den unteren Extremitäten? Ataxie? Pyramidenbahnstörungen? Bauchhautreflexe? Hirnnervenfunktionsstörungen? Augenhintergrund?

Psychischer Befund: Schlafstörungen? Depression? Aggravation?

■ Notwendige technische Verfahren

Labor:	Laborstatus, Blutzucker.
Röntgenaufnahmen:	HWS in 3 Ebenen, HWS-Funktionsaufnahmen; beide Schultern in 2 Ebenen bzw. Karpaltunnel- und Sulcus n. ulnaris-Darstellung.

EMG, ENG, NLG:	Ausschluss einer radikulären Schädigung bzw. einer Polyneuropathie.

■ Indikationen für gezielte weitere Untersuchungen

Bei radikulären motorischen oder sensiblen Störungen:	Spinales CT der entsprechenden Höhe. EMG.
Bei negativem SCT oder unklarem Befund:	NMR.
Bei Nackensteifigkeit, Fieber und Verdacht auf Meningitis oder Neuritis:	Lumbalpunktion mit Liquoruntersuchung.
Bei Verdacht auf zervikalen Tumor (Foramen intervertebrale?):	Lumbalpunktion, Queckenstedt-Versuch, zervikale Myelographie.
Bei Blutdruck- bzw. Pulsunterschieden:	Arteriooszillogramm, EKG, Hauttemperaturmessung, Dopplersonographie der Halsgefäße.
Bei nicht einwandfrei geklärten Schmerzsyndromen sowie Verdacht auf Engpasssyndrom:	Elektromyogramm, Bestimmung der sensiblen oder motorischen Nervenleitgeschwindigkeit (Ulnarisrinnen-, Karpaltunnel-, Skalenussyndrom). Dopplersonographie der Hals- und Armgefäße, Oszillogramm (auch in Provokationshaltungen).
Bei Verdacht auf pulmonalen Prozess mit Pancoast-Syndrom:	Thoraxübersicht, evtl. Schichtaufnahmen, lungenfachärztliches Konsil.

Liste der Krankheiten und Syndrome

Häufige Krankheiten
- Periarthritis humero-scapularis
- Neuritis, Polyneuropathie
- Zervikalsyndrom bei Osteochondrose
- Ulnarisrinnensyndrom, Karpaltunnelsyndrom
- Chronische Druckschädigung der Armnerven im Oberarmbereich (Aufstützen von Lehnen, Krücken, Tornisterlähmung)

Weniger häufige Krankheiten
- Druck auf den Plexus brachialis bei Tumoren der HWS, der tiefen Nackenweichteile (Sarkom), der oberen Thoraxapertur oder der Achselhöhle
- Halsrippe
- Skalenussyndrom
- Zustand nach Operation und Bestrahlung eines Mammakarzinoms
- Plexusneuritis, Zeckenmyelitis, Borreliose (In Hyperabduktionsstellung dopplersonographische Kontrolle der Amplituden der A. brachialis)
- Zervikaler Bandscheibenvorfall, zervikaler Tumor
- Herpes zoster
- Zustand nach Arthritis und Polyarthritis, Arthropathie, Arthrose
- Syringomyelie

Seltene Krankheiten
- Thoraxdeformierung (Zustand nach plastischer Operation)
- Ulnarislogensyndrom im Handgelenksbereich
- Neuralgieforme Schmerzen bei Lyssa (meist mit Hemihyperpathie)
- Cheiralgia paraesthetica (Sensibilitätsstörung lateral am Daumenendglied, Schmerzen. Schädigung des lateralen Endastes des Ramus superficialis n. radialis)
- Supinatorlogensyndrom (Schmerz bei Pronation)

Ataxie

■ Anamnese

Gegenwärtige Beschwerden: Seit wann Unsicherheit? Wobei zuerst aufgefallen? Verstärkung bei Wegfall der optischen Kontrolle (Augenschluss, spinale Ataxie)?

Mögliche Begleitsymptome: Kopfschmerzen, ▶ Doppelbilder (intrakranieller Tumor)? Parästhesien oder Gefühlsstörungen an den Beinen oder Händen (Polyneuropathie)? Rückenschmerzen, Nackenschmerzen (spinaler Tumor)? Durst und Gewichtsabnahme (Diabetes mellitus)? Drehschwindelanfälle, unsystematisierter Schwindel (Vestibulariserkrankung)?

Ursächliche Faktoren: Ähnliche Auffälligkeiten in der Familie (angeborene Kleinhirnataxie, heredo-degenerative Erkrankung)? Medikamentenmissbrauch, antikonvulsive Therapie (Hydantoinnebenwirkung)? Stoffwechselstörungen bekannt? Alkoholmissbrauch vorausgegangen? Chronischer Medikamentenabusus?

■ Befund

Allgemeinbefund: Körperlicher Untersuchungsbefund.

Neurologischer Befund: Augenhintergrund (▶ Stauungspapille)? Nystagmus (Intoxikation, Vestibularisstörung oder Kleinhirnerkrankung)? Koordinationsstörungen beim einbeinigen Hüpfversuch (mit offenen und geschlossenen Augen)? Dysdiadochokinese? Schriftunsicherheit? Schrift zittrig, aber nicht kleiner werdend (Parkinson-Syndrom)? Verstärkung der ataktischen Gangstörung (breitbeiniger Gang mit überschießenden Bewegungen) bei Fortfall der optischen Kontrolle? Reflexausfälle, besonders im Bereich der unteren Extremitäten (Polyneuropathie)? Sensibilitätsstörungen, Störungen des Vibrationsempfindens (Polyneuropathie, Hinterstrangdegeneration bei funikulärer Myelose)? Keine Verstärkung der ataktischen Störungen bei Augenschluss (zerebelläre Ataxie)? Sonstige Degenerationszeichen? Hörstörung (M. Ménière)? Nackensteifigkeit (Meningitis, Enzephalitis)? Dissoziierte Empfindungsstörung (intramedullärer Prozess)?

Psychischer Befund: Intellektuelle Minderbegabung (angeborene Degeneration)?

■ Notwendige technische Verfahren

Labor:	Laborstatus, Blutzucker, Schillingtest (Vit. B 12)
Röntgenaufnahmen:	Schädelübersicht in 2 Ebenen, Towne (Verkalkungen? Pinealisverlagerung?).
CCT:	Hypo- oder hyperdense Zone? 2-mm-Schichten der hinteren Schädelgrube! Evtl. NMR?
Lumbalpunktion:	Liquoruntersuchung, γ-Globulinvermehrung (MS), Queckenstedt-Versuch (spinaler Tumor?).
EEG:	Allgemeinveränderung (intrakranielle Drucksteigerung?), Herdbefund?
EMG, ENG:	Polyneuropathie (axonal, demyelinisierend?).

■ Indikationen für gezielte weitere Untersuchungen

Bei Verdacht auf multiple Sklerose	Liquorkontrolle, γ-Globulinbestimmung (Immunglobuline), Nachweis der vestibulären Enthemmung durch rotatorische Wiederholungsuntersuchung (ENG).
Bei Verdacht auf spinalen Tumorprozess (▶ Eiweißerhöhung und nicht-durchgängiger Queckenstedt-Versuch):	Zervikale Myelographie bis zum Clivus, bei Angiomverdacht (dissoziierte Empfindungsstörung, Rückenschmerzen beim heißen Baden) auch Aufnahmen in Rückenlage! Spinales Computer-Tomogramm.

Ataxie

Bei Verdacht auf Polyneuro- pathie:	Elektromyogramm und Elektroneuro- gramm (neurogener Umbau? Poly- phasie? Sensible, motorische NLG?), evozierte somato-sensible Potentiale.
▶ Bei pathologischem Befund in anderen apparativen Verfahren:	Angiographie, Computertomogra- phie, NMR.

Liste der Krankheiten und Syndrome

Zerebelläre Ataxie

- Kleinhirntumor, Kleinhirnblutung, Kleinhirnabszess
- Kleinhirnatrophien (bei und nach Intoxikationen)
- Wernicke-Herdencephalitis (Alkoholismus)
- Heredo-degenerative Erkrankungen (Nonne-Pierre Marie)
- Friedreich-Ataxie (beginnt meist in der Kindheit, Friedreich-Fuß)
- Refsum-Syndrom (selten, mit Retinopathie, Nystagmus, Polyneuro-pathie und Eiweißvermehrung im Liquor) Phytansäureerhöhung im Serum (und Liquor) kann fehlen!

Spinale Ataxie

- Tabes dorsalis (Hinterstrangataxie), Lues cerebro-spinalis
- Funikuläre Myelose (Blutbild, Temperaturempfindungsstörung, meist histamin refraktäre Achylle, pathologischer Schillingtest).
- Friedreich-Ataxie (Fußdeformität, häufig zerebelläre Komponente, EKG oft pathologisch, EMG, verlängerte NLG)
- Spastische Spinalparalyse (Hohlfuß, Pyramidenbahnzeichen, Dys- und Hypermetrie)
- Multiple Sklerose (häufig nur spinale Symptome)
- ▶ Spinale Tumoren mit beginnender dorsaler Rückenmarkskom-pression (Bogenwurzelabstand?)
- Zervikaler Bandscheibenvorfall mit sekundärer Zirkulationsstörung
- Abortive Durchblutungsstörung (Arteria spinalis anterior-Syndrom)
- ▶ Radikulitis mit vorwiegender Beteiligung der hinteren Wurzel
- ▶ Meningitis, Meningomyelitis (auch bei Toxoplasmose)

- Spinale Zirkulationsstörungen (Kyphoskoliose? Anämie, Cor pulmonale)
- Polyneuropathie bei Diabetes, Alkoholmissbrauch

Vestibuläre Ataxie
- Morbus Ménière (Drehschwindelanfälle, Hörminderung)
- Neuronitis vestibularis (keine Beteiligung des Gehörs)
- Meningitis, vorwiegend in der hinteren Schädelgrube (Liquor)
- ▶ Meningoenzephalitis, Enzephalitis
- Otitis media mit Beteiligung des Innenohrs (Trommelfellinspektion, Klopfschmerz des Mastoids)
- Kleinhirnbrückenwinkeltumoren (Akustikusneurinom, Tumoren, oft Hemiataxie)
- Intoxikationsfolgen am Vestibularissystem, akut bei Barbituraten, Opiaten, Alkohol, chronisch bei Chinin und nach Antibiotika (Streptomycin und Kanamycin)

Zerebrale Ataxie (durch halbseitige Ausprägung erkennbar, schwer von der zerebellären Ataxie abzugrenzen)
- ▶ Frontale und parietale Hirntumoren (weitere Halbseitenzeichen, Fundus?)
- ▶ Durchblutungsstörungen, extrakranielle Stenose
- Frontal betonte Hirnatrophie nach Durchblutungsstörungen, Entzündungen, Blutungen, Operationen oder traumatischen Veränderungen („Frontobasales" Psychosyndrom)

„Optische" Ataxie:
- Balint-Syndrom = Störung der Assoziationsbahnen zwischen den beidseitigen Sehrindenanteilen führt zu Unfähigkeit, mehrere Gegenstände unter gleichzeitig detaillierter Wahrnehmung eines dieser Gegenstände zu erkennen

Atemstörungen

■ Anamnese

Gegenwärtige Beschwerden: Seit wann? Progredient? (Rhythmische) Veränderungen des Atemrhythmus? Unregelmäßige Atmung? Oberflächliche Atmung?

Mögliche Begleitsymptome: ► Bewusstseinstrübung? Neurologische Ausfälle? Fieber und Kopfschmerzen? Gesichtsrötung?

Ursächliche Faktoren: Hinweise für zerebrale Krankheit? Früher Lungenkrankheiten? Früher Asthma bronchiale? Vorausgegangener Unfall mit Blutung?

■ Befund

Allgemeinbefund: Körperlicher Untersuchungsbefund. ► Form der Atemstörung: Stark unregelmäßige Atmung? Periodische Atmung (periodische Schwingung des Atemantriebs)? Maschinenatmung (mit Hyperventilation)? Schnappatmung (lange Pausen)? Zyanose? Tachykardie? Hypertonie?

Neurologischer Befund: Bewusstseinslage (s. S. 65)? Reaktionen auf Schmerzreize? Symmetrisch? Pupillenstörungen? Augenhintergrund? Hirnnervenstörungen? Meningismus? Opisthotonus? Reflexdifferenzen? Pyramidenbahnzeichen?

Psychischer Befund: Psychosyndrom bei erhaltenem Bewusstsein?

■ Notwendige technische Verfahren

Labor:	Laborstatus, Astrup, Blutvolumen.
Röntgenaufnahmen:	Thoraxübersicht (Belüftung? Mechanisches Hindernis?); Schädelübersicht in 2 Ebenen (Pinealis).

CCT: Hypo- oder hyperdense Zone, Mittellinienverlagerung?

Lumbalpunktion: Liquoruntersuchung (Meningitis, Blutung?).

Blutgasanalyse: Ausreichender O-2-Partialdruck, pH?

■ Indikationen für gezielte weitere Untersuchungen

Bei pathologischem CCT: Angiographie, NMR.

Bei Verdacht auf extrakraniellen Gefäßprozess mit Enzephalomalazie: Dopplersonographie der Halsgefäße (Karotisstenose, Karotisverschluss), evtl. Angiographie.

Bei Verdacht auf Fremdkörperaspiration: Bronchoskopie, HNO-ärztliches Konsil.

Bei Atemstörungen nach Intubation: Tubuswechsel, anästhesistisches Konsil.

Liste der Krankheiten und Syndrome

Unregelmäßige Atmung
- Begleitsymptom einer zerebralen Erkrankung (Meningitis, Meningoenzephalitis) mit Schwankungen der Wachheits- und Reaktionslage
- Fieber aus extrakranieller Ursache
- ▶ Intoxikationen (meist mit Bewusstseinsstörung)
- Nervöser Übererregtheitszustand, Tetanie (Hyperventilation!)

Periodische Atmung und Maschinenatmung (mit Hyperventilation)
- ▶ Meningoenzephalitis
- ▶ Intrazerebrale Blutung, intrakranielles posttraumatisches Hämatom (Unfall?)
- ▶ Subarachnoidalblutung

Atemstörungen

- ▶ Akute intrakranielle Drucksteigerung bei Hirntumor
- ▶ Hirnabszess
- ▶ Hirnmetastasen

Schnappatmung oder Tachypnoe ohne Hyperventilation beim intubierten Patienten
- ▶ Mechanisches Hindernis in den Atemwegen
- ▶ Obliteration des Tubus
- ▶ Präfinales Stadium einer zerebralen Erkrankung (s. oben)
- ▶ Schwere Herz-Kreislauf-Insuffizienz

Sonstige Ursachen
- Asthma bronchiale
- Pleuritis, Pleuraerguss, Pneumothorax
- Herzinsuffizienz
- Pulmonale Erkrankungen (Tumor, Pneumonie, Lungenembolie),
- Botulismus

Krankenhauseinweisung immer notwendig, aber
- ▶ Erstversorgung:
- ▶ Freihalten der Atemwege
- ▶ Intubation
- ▶ Sauerstoffzufuhr!

Beachte: Die apnoische Phase nach einem generalisierten tonisch-klonischen Anfall kann Minuten dauern mit massiver Zyanose!!

■ Anamnese

Gegenwärtige Beschwerden: Seit wann? Dauernd? Anfallsweise? Einseitig? Doppelseitig? Rötung der Sklera oder nur der Konjunktiven? Abhängig von Beleuchtung? Erbrechen (Glaukom)? Verätzung möglich? Zu starke (Höhen-)sonneneinstrahlung?

Mögliche Begleitsymptome: Augenschmerzen? Pupillenverengerung aufgefallen? Sehstörung? Tränenlaufen? Nasenlaufen, eventuell einseitig?

Ursächliche Faktoren: Migräne in der Familie? Intermittierende Kopfschmerzen ▶ (Glaukom)? Vorausgegangene Verletzung? Verätzung möglich? Zu starke (Höhen-)sonneneinstrahlung? Neues Kosmetikum einseitig angewendet?

■ Befund

Allgemeinbefund: Körperlicher Untersuchungsbefund.

Neurologischer und Lokalbefund: Rötung der Konjunktiva? Bulbuskonsistenz? ▶ Pupille entrundet? Eng? Reaktion auf Licht? Augenhintergrund einsehbar? Sklera gerötet? Schwellung der umgebenden Weichteile? Motilitätsstörungen? Doppelbilder? Sonstige Hirnnervenfunktionsstörungen? Peripher-neurologischer Befund?

Psychischer Befund: (Im Intervall) Aggravation?

■ Notwendige technische Verfahren

Labor:	Laborstatus.
Röntgenaufnahmen:	Schädelübersicht in 2 Ebenen Nebenhöhlen, Rhese.
Augenärztliche Untersuchung:	Augendruck (Glaukom), Sehprüfung? Augenhintergrund? Pupillentestung (pharmakologisch)?

Auge, rotes

■ Indikationen für gezielte weitere Untersuchungen

Bei Augenmotilitätsstörungen, ► Doppelbildern:

Computertomographie mit Orbitaschichten, Liquoruntersuchung.

Bei Verdacht auf retroorbitalen Tumor:

Computertomogramm, mit Orbitaschichten und Kontrastanhebung, evtl. (orbitale) Angiographie oder NMR.

Bei Verdacht auf orbitales Angiom:

Orbitale Angiographie, Computertomographie, NMR.

Liste der Krankheiten und Syndrome

Häufige Krankheiten
- ► Glaukom
- Konjunktivitis
- Fremdkörperverletzung
- Prellung (Anamnese)
- Verätzung

Weniger häufige Krankheiten
- Bing-Horton-Syndrom, anfallsweise rotes Auge mit Tränenlaufen und Nasenträufeln
- Keratitis, z.B. bei Trigeminusausfall
- Beginnender Zoster ophthalmicus
- Iridozyklitis (Reiter-Syndrom), Iritis

Seltene Krankheiten
- Sluder-Neuralgie (Schmerzattacken meist nachts, starker Schnupfen, Brennen im Bereich der Nasenwurzel, des Naseninneren und am Gaumensegel)
- Charlin-Syndrom (heftige und länger dauernde Schmerzattacken, Tränenfluss, episklerale Hyperämie, Druckschmerzhaftigkeit am Nasenflügel und am medialen Augenwinkel)

Krankenhauseinweisung (Augenklinik!) notwendig bei
- akutem Glaukomanfall
- Augenverletzung
- Visusminderung
- Verätzungen
- schweren Bulbusprellungen

Augenschmerzen

■ Anamnese

Gegenwärtige Beschwerden: Einseitig oder doppelseitig? Dauernd oder anfallsartig (▶ Glaukom)? Ausstrahlung der Augenschmerzen?

Mögliche Begleitsymptome: Zucken im Auge und Verschwommensehen durch sich bewegende Punkte (Konjunktivitis?) ▶ Doppelbilder? Bei Blick in welche Richtung? ▶ Rotes Auge? Gesichtsschmerzen, vom Auge ausstrahlend? ▶ Sehstörungen, ein- oder doppelseitig? Nasenlaufen, einseitig (Bing-Horton-Syndrom)?

Ursächliche Faktoren: Schmerzen vorwiegend bei Augenbewegungen ▶ (Neuritis n. optici, Initialstadium einer Grippe)? Abhängigkeit vom Lesen, meist über den Augen (Refraktionsanomalie)? Atropinhaltige Medikamente (Akkommodationsstörungen)? Pulsierende A. temporalis? Hypertonie oder Hypotonie bekannt?

■ Befund

Allgemeinbefund: Körperlicher Untersuchungsbefund. Blutdruck?

Neurologischer Befund und Lokalbefund: Konjunktivale Rötung (Konjunktivitis, ▶ Glaukom)? Anisokorie (s. S. 14; Miosis = Glaukomverdacht)? ▶ Vorwölbung des Bulbus, Exophthalmus oder Protrusio bulbi (retrobulbäre und intraorbitale Tumoren)? ▶ Vergrößerung des Augapfels? Verlagerung des Augapfels (retrobulbäre und intrakranielle Tumoren)? Augenhintergrund? Akkommodationsstörungen (atropinhaltige Medikamente)? Konsistenzvermehrung des Bulbus? Weitere Hirnnervenausfälle? Peripher-neurologischer Befund? Pyramidenbahnzeichen?

Psychischer Befund: Depressive Verstimmung (atypischer Gesichtsschmerz)?

■ Notwendige technische Verfahren

Labor: Laborstatus.

Röntgenaufnahmen: Schädelübersicht in 2 Ebenen, Rhese (Foramen opticum), Brillenaufnahme.

Augenärztliche Untersuchung: Druckmessung, Augenhintergrund, Gesichtsfelder, Doppelbilderprüfung.

CCT: mit speziellen Orbitaschichten und Kontrastanhebung.

■ Indikationen für gezielte weitere Untersuchungen

Bei Verlagerung des Bulbus (Achse nach unten und außen verlagert) bzw. Doppelbildern: Computertomogramm, evtl. NMR.

Bei anhaltenden Beschwerden: CCT-Kontrolle, EEG.

Bei Verdacht auf entzündliche Erkrankung: LP und Liquoruntersuchung.

Bei Exophthalmus (ohne Verlagerung): Internistisches Konsil (endodokriner – evtl. einseitiger – Exophthalmus?).

Bei pathologischem CCT: Angiographie nach Ausschluss ophthalmologischer Ursachen. NMR.

Liste der Krankheiten und Syndrome

Häufige Krankheiten

- ▶ Glaukom, im akuten Glaukomanfall konjunktivale Rötung, kann bei leichten Drucksteigerungen (ebenso wie Pupillenstörungen) fehlen
- ▶ Neuritis n. optici (z.B. im Rahmen einer Encephalomyelitis disseminata; retrobulbäre Neuritis)
- Refraktionsanomalien (Hyperopie, Astigmatismus, Presbyopie)
- Störung des räumlichen (beidäugigen) Sehens (Heterophorie)

Augenschmerzen

Weniger häufige Krankheiten
- Retroorbitale Tumoren (Verlagerung der Augachse)
- Retroorbitale Fettgewebsentzündungen
- ► Tumoren der Schädelbasis und des Keilbeins (Keilbeinmeningiom, Schädelsarkom)
- ► Bing-Horton-Syndrom (rotes Auge, Nasentränen, Migräneanamnese)
- ► Beginnender Zoster ophthalmicus (Effloreszenzen können z.T. erst nach Tagen folgen)
- ► Arteriitis temporalis

Seltene Krankheiten
- Retroorbitale Angiome.
- Behçet-Syndrom (Iritis, Aphthen, Genitalulcera)
- Krisenhafte Schmerzen bei Tabes dorsalis (meist doppelseitig, Hyperästhesie)

Krankenhauseinweisung notwendig bei Verdacht auf
- Arteriitis temporalis ► (Erblindungsgefahr)
- Zoster ophthalmicus
- retroorbitalen, retrobulbären bzw. intrakraniellen Tumor (Augenklinik, neurologische Klinik)

Die Bauchhautreflexe werden auch als Bauchdeckenreflexe bezeichnet: Hier muss man dann aber die **kutanen** Bauchdeckenreflexe (Fremdreflexe = Bauchhautreflexe) von den **muskulären** Bauchdeckenreflexen (Eigenreflexe!) unterscheiden.

■ Anamnese

Gegenwärtige Beschwerden: Meist stumme Anamnese, da bei Untersuchung aufgefallener Befund.

Mögliche Begleitsymptome: Unsicherheit beim Gehen (spinale Ataxie?), Parästhesien und Kribbeln in den Füßen (Polyneuropathie?), ▶ Kopfschmerzen (intrakranieller Prozess), ▶ Blasenstörungen? ▶ Schmerzen im Bereich der BWS (spinaler Prozess)?

Ursächliche Faktoren: Schlaffe Bauchdecken? Gewichtabnahme? Vorausgegangene Operationen?

■ Befund

Allgemein- und Lokalbefund: Körperlicher Untersuchungsbefund. Schlaffe Bauchdecken? Narben?

Neurologischer Befund: Totales oder partielles Fehlen der Bauchhautreflexe? In welchen Quadranten? Konstanter Befund (sonst kaum zu werten)? Bauchdeckenreflexe (Beklopfen des Muskelansatzes am Rippenbogen)? Radikuläre Sensibilitätsstörung im Thorax- oder Abdominalbereich? Reflexdifferenzen an den Beinen? Pyramidenbahnzeichen bei schwachen oder fehlenden Reflexen (funikuläre Myelose)? Nystagmus, temporale Abblassung, Doppelbilder (multiple Sklerose?); sonstige Hirnnervenstörungen? Restharn? Analreflex? Cremaster-Reflex?

Psychischer Befund: Meist unauffällig. Euphorie (multiple Sklerose)?

Bauchhautreflexe, fehlende

■ Notwendige technische Verfahren

Labor:	Laborstatus, Urin.
Röntgenaufnahmen:	BWS in 2 Ebenen (Destruktionen?).
Lumbalpunktion und Liquoruntersuchung (Queckenstedt-Versuch):	Ausschluss einer entzündlichen Erkrankung (Radikulitis, Radikulomyelitis, multiple Sklerose).

■ Indikationen für gezielte weitere Untersuchungen

Bei radikulärer Symptomatik, insbesondere radikulären Sensibilitätsstörungen:	Myelographie (intraspinaler raumfordernder Prozess), Liquoruntersuchung (Herpes zoster?) oder spinales CT bzw. NMR der BWS.
Bei gleichzeitigen Kopfschmerzen:	EEG, Schädelübersichtsaufnahmen, CCT.
Bei pathologischem CCT:	Angiographie oder NMR.

> **Liste der Krankheiten und Syndrome**
> - Konstitutionelles Fehlen der Bauchhautreflexe (bedeutungslos)
> - Narben nach Laparotomie, dann meist nur in der betreffenden Etage fehlend (asymmetrische B.)
> - Schlaffe oder fettreiche Bauchdecken
> - Im Rahmen der ▶ aufsteigenden Radikulomyelitis mit Sensibilitätsstörungen und motorischen Ausfällen, bei Polyneuritis
> - Encephalomyelitis disseminata
> - Diskrete oder auch Restzeichen einer Spastik, Abschwächung auf der erkrankten Seite
> - Radikuläre Schädigung, selten mit lokaler motorischer Parese kombiniert, z.B. bei der diabetischen oder herpetischen (Poly-) Neuropathie bzw. Mydopathie

■ Anamnese

Gegenwärtige Beschwerden: Wann erstmals bemerkt? Mit Schmerzen aufgetreten? Rückbildung oder Zunahme? Früher ähnliche Symptome?

Mögliche Begleitsymptome: Rückenschmerzen? Ausstrahlung in die Beine (s. Ischialgie, S. 137)? Nackensteifigkeit,? Blasenstörungen? Gefühlsstörungen am Bein?

Ursächliche Faktoren: Vorher Wirbelsäulenschädigung? Maligne Krankheit bekannt? Unfall?

■ Befund

Allgemein- und Lokalbefund: Körperlicher Untersuchungsbefund. Wirbelsäulenbeweglichkeit? Hüftgelenksbeweglichkeit? Schmerzen beim Auftreten?

Neurologischer Befund: Reflexstatus? Parese (Abb. 3 a)? Zehengang? Fersengang? Lasègue? Sensibilitätsstörungen (Abb. 3b)? Trophische Störungen? Bauchhautreflexe? Reflexe an den oberen Extremitäten? Hirnnervenbefund? Stauungspapille?

Psychischer Befund: Aggravation? Organisches Psychosyndrom?

■ Notwendige technische Verfahren

Labor:	Laborstatus.
Röntgenaufnahmen:	BWS und LWS in 2 Ebenen (Destruktionen?), Beckenübersicht (Koxarthrose?), beide Unterschenkel (Weichteilaufnahme: Gefäßverkalkungen?).
EMG:	Radikuläre oder diffuse Denervierung? Polyneuropathie? Faszikulieren (Systemerkrankung)? NLG?

Beinparese

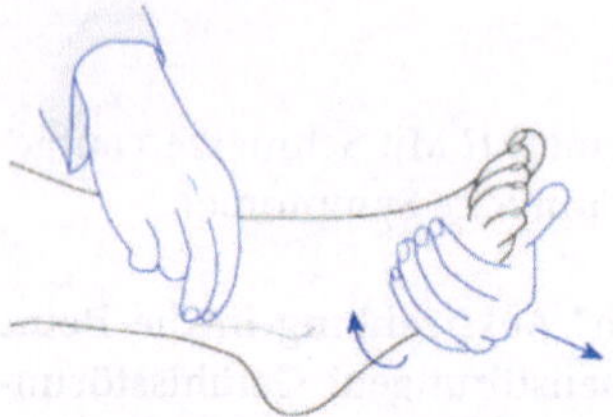

Mm. peronaeus longus et brevis
(N. peronaeus superficialis) Der
plantarflektierte Fuß wird proniert
(Heben des seitlichen Fußrandes)

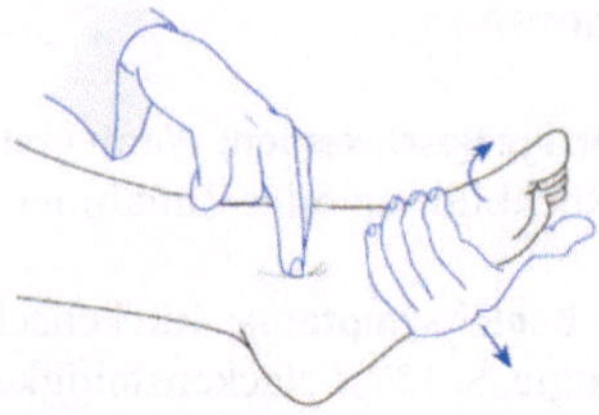

M. tibialis posterior (N. tibialis)
Der plantarflektierte Fuß wird
supiniert (Heben des medialen
Fußrandes

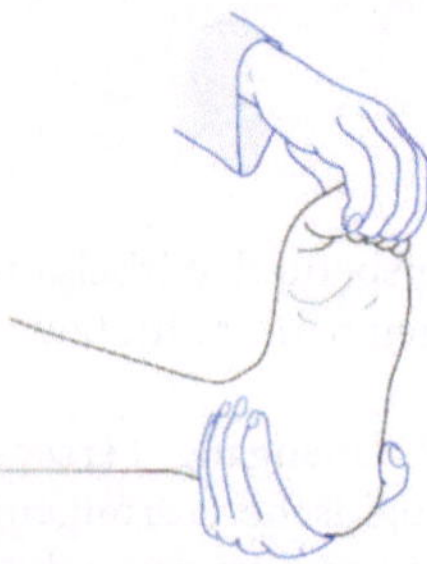

Lange Zehenbeuger (N. tibialis), die
in den Interphalangealgelenken
flektieren

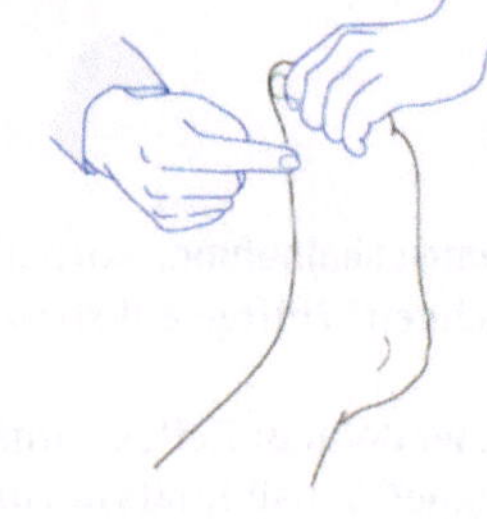

Mm. extensor hallucis longus
und extensor digitorum longus,
(N. peronaeus profundus), die in
den Grundgelenken strecken

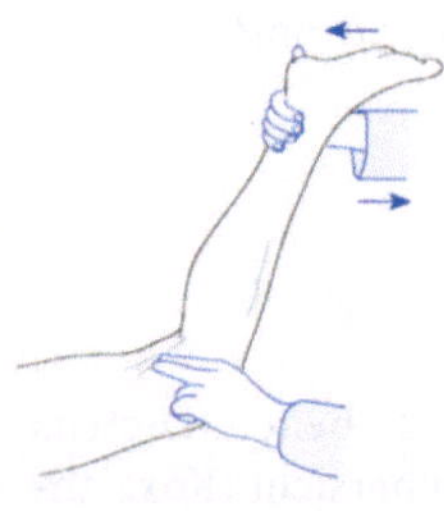

Kniebeuger (vor allem Mm.
semitendinosus, semi mem-
branosus et biceps femoris.
N. ischiadieus) in Bauchlage

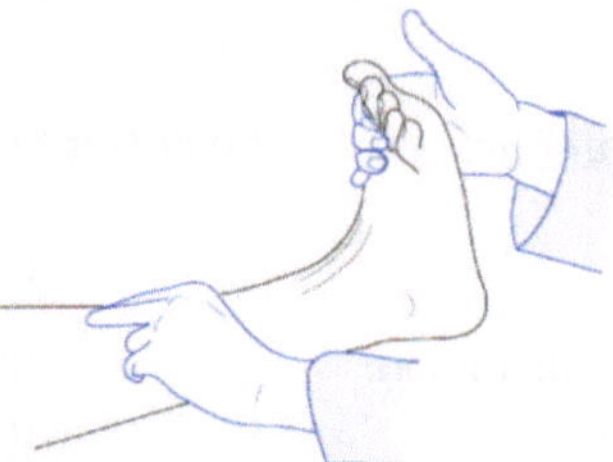

M. tibitalis anterior (N. peronaeus
profundus)

Abb. 3a. Funktionsprüfungen. (Aus: Mumenthaler, M., Schliack, H. (Hrsg.) Läsionen peripherer Nerven, 4. Auflage. Stuttgart: Thieme 1982)

Abb. 3a. (Fortsetzung)

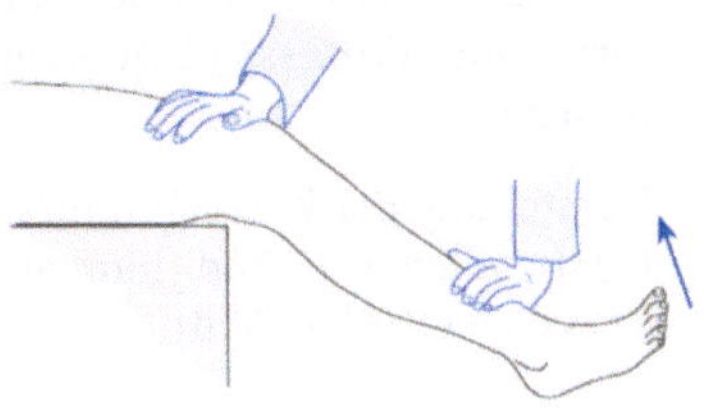

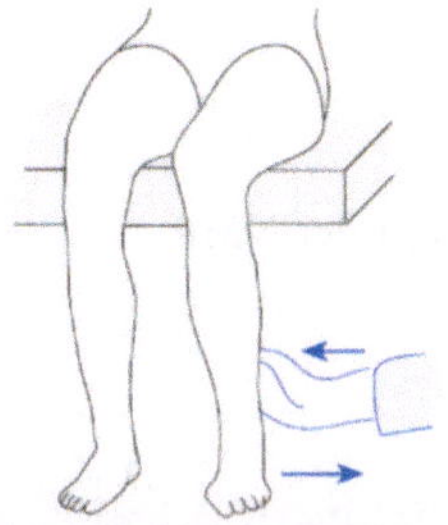

Kniestrecker (N. femoralis)

Mm. glutaei, vor allem Medius
(N. glutaeus superior)

1: N. iliohypogastricus;
2: N. cutaneus femoris posterior;
3: N. cutaneus femoris lateralis;
4: N. obturatorius;
5: N. iliohypogastricus;
6: N. ilioinguinalis;
7: N. cutaneus femoris lateralis;
8: N. obturatorius;
9: N. saphenus;
10: R. cutaneus anterior N. femoralis;
11: N. saphenus;
12: N. suralis;
13: N. tibialis;
14: N. plantaris lateralis;
15: N. plantaris medialis;
16: N. suralis;
17: N. peronaeus communis;
18: N. peronaeus superficialis;
19: N. suralis;
20: N. peronaeus cummunis;
21: N. peronaeus superficialis;
22: N. peronaeus profundus.

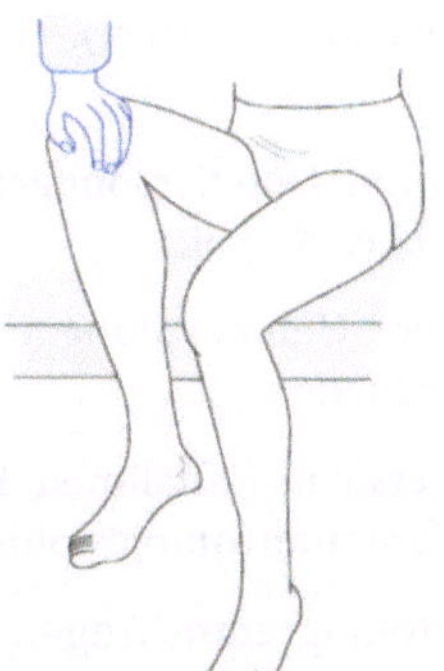

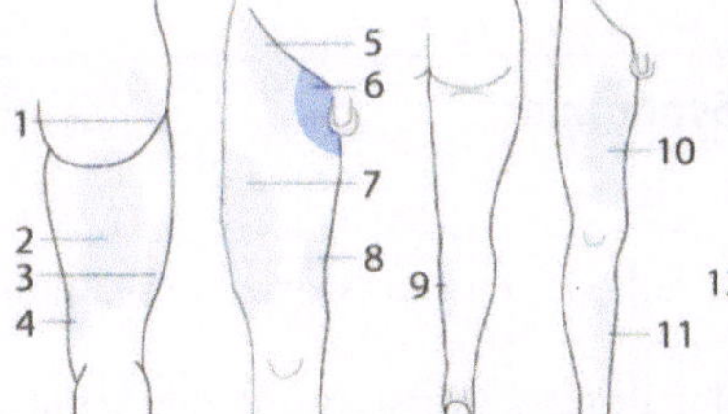

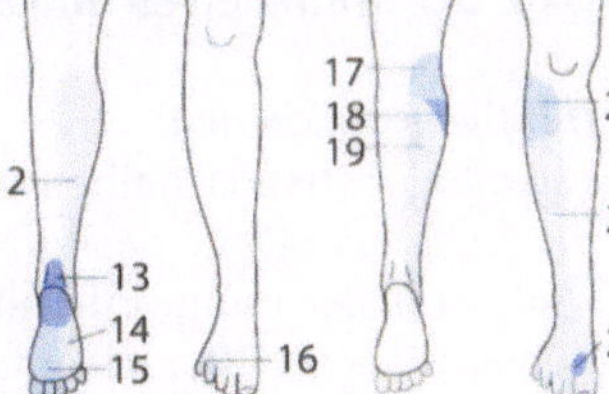

Abb. 3b. Sensibilitätsstörungen am Bein bei peripherer Nervenschädigung. (Aus: Mumenthaler, M., Schliack, H. (Hrsg.) Läsionen peripherer Nerven, 4. Auflage. Stuttgart: Thieme 1982)

Beinparese

Lumbalpunktion:	Liquoruntersuchung, Queckenstedt-Versuch (entzündlicher oder raumfordernder Prozess?); Liquorelektrophorese.
SCT oder NMR:	Darstellung der klinisch wahrscheinlich befallenen Höhen (lumbal L4/5/Sl Zervikal: C4/5/6/7/Thl).

■ Indikationen für gezielte weitere Untersuchungen

Bei pathologischem Liquor und Queckenstedt-Versuch (keine Durchgängigkeit)	NMR oder zervikale Myelographie (raumfordernder Prozess?).
Bei Verdacht auf distale Arteriopathie:	Oszillogramm, Dopplersonographie, angiologisches Konsil.
Bei Verdacht auf Plexusummauerung im Beckenbereich:	Fachärztliche Untersuchung, Ultraschalluntersuchung.
Bei Hinweisen auf eine zentrale Genese:	Schädelübersichtsaufnahmen, EEG, craniale Computertomographie.
Bei Verdacht auf Hirntumor:	Computertomogramm, Angiographie.
Bei Verdacht auf psychogene Auslösung:	Psychiatrisches Konsil.

Liste der Krankheiten und Syndrome

Häufige Krankheiten
- Lumbaler Bandscheibenvorfall (Hexenschussanamnese, Lumbo-Ischialgie, Lasègue positiv)
- Intraspinaler raumfordernder Prozess (Verstärkung der Schmerzen beim Husten = Wurzelkontakt)
- Intrakranieller raumfordernder Prozess mit zentral ausgelöster Beinparese (Reflexsteigerung!)

Weniger häufige Krankheiten
- Arterielle Durchblutungsstörung (Pulse, Oszillogramm, Claudicatio intermittens?)
- Gelenkerkrankungen mit Vortäuschung einer Parese (Koxarthrose, Gonarthritis, Gicht?)
- Rübenzieherlähmung (hockende Haltung, Schädigung durch Zerrung des N. ischiadicus bzw. Plexus lumbo-sacralis), meist betroffen N. peronaeus communis
- Tibialis-anterior-Syndrom

Beinschmerzen

■ Anamnese

Gegenwärtige Beschwerden: Seit wann? Belastungsabhängig, z.B. Jogging? Genaue Schmerzlokalisierung möglich? Diffuse Ausstrahlung? Auftreten im Stehen, Sitzen, Gehen oder Liegen? Strahlen die Beinschmerzen vom Rücken her in das Bein aus oder vom Fuß her zum Bein? Verstärkung beim Husten, Niesen, Pressen (Bandscheibenprotrusion)? Erste Attacke oder schon früher periodenweise ähnliche Beschwerden? Verstärkung beim Bücken?

Mögliche Begleitsymptome: Schwellung? Hautveränderungen? Nagelveränderungen? Kältegefühl? Beweglichkeitseinschränkung? Unterschiedliche Temperaturempfindung, z.B. in der Badewanne?

Ursächliche Faktoren: Früher Frakturen oder Traumen im Beinbereich? Stoffwechselstörungen bekannt (Gicht)?

■ Befund

Allgemeinbefund: Körperlicher Untersuchungsbefund. RR?

Neurologischer und Lokalbefund: Veränderungen der Hauttemperatur: Seitendifferenzen der Fußpulse oder der Hauttemperatur? Zyanose? Schmerzprovokation möglich durch Druck auf den Tarsaltunnel (medio-dorsal des Innenknöchels)? Schmerzauslösung durch Gelenkbewegungen? Sensibilitätsstörungen objektivierbar? Reflexe? Motorik (Zehengang und Fersengang)? Fußpulse? Lasegue'sches Zeichen? Wirbelsäulenbeweglichkeit (Bandscheibenvorfall)?

Psychischer Befund: Aggravation?

■ Notwendige technische Verfahren

Labor: Laborstatus (Harnsäure, Blutzucker).

Röntgenaufnahmen: Skelett- und Weichteilaufnahmen der
                          schmerzhaften Stelle (Gefäßverkal-
                          kungen? Skelettanomalien? Fremd-
                          körper?) Knochenfehlbildung?

■ Indikationen für gezielte weitere Untersuchungen

Bei Verdacht auf Bandscheibenvorfall, Polyneuropathie (Reflexverlust) oder spinale raumfordernde Prozesse

Liquoruntersuchung nach Lumbalpunktion, Queckenstedt'scher Ver-
such eventuell Myelographie; NMR.

Bei Verdacht auf arterielle
Durchblutungsstörung.

Arterio-Oszillogramm der Beine.
Arteriographie.

Bei Verdacht auf Polyneuropathie:

Elektromyogramm, Elektro-Neuro-
graphie.

Bei radikulärer Symptomatik:

NMR oder spinale Computer-Tomo-
graphie der in Betracht kommenden
Höhe.

Liste der Krankheiten und Syndrome

Häufige Krankheiten
- Gelenkdeformierungen, statisch ausgelöste Beschwerden (Spreizfuß, Plattfuß, Zustand nach Fraktur)
- Arterielle Durchblutungsstörungen (Schmerzen bewegungsabhängig, Claudicatio intermittens, Fußpulse?)/
- Polyneuropathie (auch asymmetrisch), nachweisbar durch Reflexabschwächung bzw. -aufhebung, distal betonte Sensibilitätsstörungen und Elektromyogramm, herabgesetzte NLG; Ursachen: Diabetes mell., Vit-B-12- oder Folsäuremangel, Alkoholabusus

Beinschmerzen

- Lumbo-Ischialgie bei Bandscheibenvorfall, Sehmerzausbreitung entsprechend einem Segment (s. Abb. 6. 137); im Liegen Entlastungshaltung mit Anbeugung des Knies der schmerzhaft erkrankten Seite; in schweren Fällen Verstärkung beim Husten, Niesen oder Pressen
- Coxarthrose: Schmerzen strahlen in das Leistenband bzw. in die oberen Anteile des Oberschenkels und der Gesäßmuskulatur aus, abhängig von statischer Belastung (Stehen), keine Verstärkung beim Husten, Niesen oder Pressen. Nach etwas Bewegung in der Regel weniger Schmerzen

Weniger häufige Krankheiten

- Tibialis-anterior-Syndrom, Durchblutungsstörung im Unterschenkel.
- Tarsaltunnelsyndrom (Schmerz von der Fußsohle her nach zentral ausstrahlend, Druckschmerz unter dem hinteren Anteil des medialen Knöchels)
- Schmerzsyndrom nach Luxation des Fibulaköpfchens mit Schmerzausstrahlung nach zentral oder distal, meist an der Außenseite des Beines

Seltene Krankheiten

- Raumfordernder Prozess im kleinen Becken, z.B. gynäkologischer Tumor mit atypischen diffusen Beinschmerzen
- Retroperitonealer Tumor, dann meist auch Parese des M. quadriceps und des M. ileopsoas
- Atypische Femurkopfnekrose, Schmerz in der Seite, akut.
- Venöse Insuffizienz
- Obturatorius-Neuralgie (Schmerz an der Oberschenkelinnenseite, Adduktorenschwäche?)
- Schmerzhaftes Os tibiale externum (akzessorisch), Druckschmerz an der Innenseite (Röntgen!)
- Kompression des N. suralis am lateralen Unterschenkel (Skistiefel)
- Engpass-Syndrom der Leistenbeuge (z.B. n. Jogging), Inguinalisneuralgie (schmerzhafte Spina ilica ventralis)
- Claudicatio intermittens venosa (Zustand nach Beckenvenenthrombose, meist jüngere Patienten)
- Kompression der A. poplitea, Junge Patienten, meist Männer

Bewusstseinsstörungen gliedern sich in leichte Bewusstseinstrübung – **Somnolenz**, starke Bewusstseinstrübung – **Sopor**, Bewusstlosigkeit mit erhaltenen Schmerz- und Abwehrreaktionen – zerebrales **Koma mit** teilweisen Schmerz- und Abwehrreaktionen und Reaktionslosigkeit – zerebrales **Koma ohne** Reaktion auf äußere Reize. **Synkope** -anfallsartige kurze Bewusstlosigkeit ohne neurologische Ausfälle.

■ Anamnese

Gegenwärtige Beschwerden: Seit wann besteht die Bewusstseinsstörung? Akutes Auftreten mit Rückbildungstendenz? Langsame Entwicklung mit Progression? Spontanes Erwachen? ► Erweckbar mit weitgehend erhaltener Orientierung (Sopor)? ► Nicht erweckbar, aber gezielte oder ungezielte Abwehrreaktionen auf Schmerzreize? (Koma?)

Mögliche Begleitsyptome: Herzrhythmusstörungen (Herzinfarkt, Hirnembolie)? ► Periodische Atmung (Mittelhirnzeichen)? ► Störungen des Atemrhythmus oder des Atemantriebs? Motorische Unruhe? Nestelnde Handbewegungen, ► Halluzinationen (Delirium)? Mangelhafte spontane Bewegung einer Extremität (Parese)?

Ursächliche Faktoren: In letzter Zeit Schädelunfall (subdurales Hämatom)? ► Herzrhythmusstörungen, Herzfehler, Herzinfarkt (Hirnembolie)? Ungenügende oder zu starke antidiabetische Behandlung (Hyper- oder Hypoglykämie)? ► Anfallsleiden bekannt (postiktaler Dämmerzustand)? Intoxikation möglich (Medikamentenreste, Suizidneigung)? Fieber, Nackensteifigkeit (Meningitis, Meningoenzephalitis)?

■ Befund

Allgemein- und Lokalbefund: Körperlicher Untersuchungsbefund.

Neurologischer Befund: Spontanes Erwachen und weitgehend erhaltene Orientierung, gute Reaktion auf Ansprechen (Bewusstseinstrübung)? Erweckbar mit teilweise gestörter Orientierung, kein spontanes Erwachen (Sopor)? Bewusstlosigkeit; erhaltene Schmerzreize (Oberarminnenseite, Oberschenkelinnenseite, hinter dem aufsteigenden Unterkieferast) mit gezielten Abwehrbewegungen? ► Erloschene Schmerzreaktionen (prognostisch ungünstig Koma ohne Reaktionen)? Pupillen (Anisokorie)? Mangelhafte Mitbewegung bei Abwehrbewegungen (Parese)? Reflexdifferenzen, Pyramidenbahnzeichen? Blasenfüllung? Nackensteifigkeit (bei tiefer Bewusstlosigkeit auch bei schwerer Meningoenzephalitis aufgehoben!)? Augenhintergrund? Kornealreflex (Luftdusche) erloschen?

■ Notwendige technische Verfahren

Labor:	Laborstatus, Blutzucker, Prolaktinbestimmung (epileptischer Anfall?).
CCT:	Hypo- oder hyperdense Zone.
EKG:	Rhythmusstörung?
Röntgenaufnahmen:	Schädelübersicht in 2 Ebenen (Fraktur?), Thoraxübersicht.
Liquoruntersuchung:	LP (zunächst nur kleine Menge! s.S. 158: Liquor blutig, trüb, klar?).
EEG:	Allgemeinveränderung? Intoxikationszeichen? Herdbefund?

■ Indikationen für gezielte weitere Untersuchungen

Bei Somnolenz oder Sopor mit Zunahme der Bewusstseinstrübung, beim Vorliegen von Halbseitenzeichen:	Computertomographische Kontrolle, Angiographie.
Bei Nachweis eines raumfordernden Prozesses, erhaltenem Atemantrieb und gutem Allgemeinzustand:	**Dringliche Indikation** zur Angiographie, neurochirurgisches Konsil.

Liste der Krankheiten und Syndrome

Häufige Krankheiten
- Hyperglykämie bei Diabetes mellitus, Hypoglykämie bei antidiabetischer Behandlung oder spontan, Suizidversuch mit Antidiabetika
- Urämie oder hyperosmolares Koma
- Delirium nach Alkohol- oder Medikamentenabusus (Entzugssyndrom; meist mit Halluzinationen, motorischer Unruhe, Fieber und Durst)
- Exogene (unbewusste oder bewusste) Intoxikation mit Schlafmitteln oder Sedativa
- Enzephalomalazie (s. akute Hemiparese, S. 121); Halbseitenzeichen auch beim Bewusstlosen an unterschiedlich starken Abwehrreaktionen nachweisbar, Liquor evtl. leicht blutig)
- Subarachnoidalblutung (Liquor blutig und/oder xanthochrom, s.S. 155, oft Stauungspapille mit Blutungen. Meningismus kann in der Bewusstlosigkeit fehlen;
- Meningitis bzw. Meningoenzephalitis (Liquor trüb), Hirnnervensymptome (z.B. doppelseitige Fazialislähmung) auch beim Bewusstlosen zu erkennen
- Raumfordernder intrakranieller Prozess (Hirntumor, intrazerebrales Hämatom, subdurales Hämatom, Hirnabszess). Jenseits des 50. Lebensjahres (auch bei Alkoholikern) meist subdurales Hämatom. Bei Hirnabszess Vorerkrankung (Bronchiektasen, Sinusitis, Mastoiditis)
- Postiktale Bewusstlosigkeit (Anfallsleiden bekannt?), nach schweren Anfällen, Anfallsserien oder einem Status epilepticus (insbesondere bei erhöhter antikonvulsiver Therapie) gelegentlich länger anhaltend. Pupillen meist eng, häufig Halbseitenzeichen (postiktale Parese)
- Karotissinussyndrom
- Herzrhythmusstörungen
- ▶ Adams-Stokes-Syndrom
- Amentielles Syndrom
- Schrittmacherstörung

Bewusstseinsstörungen

Weniger häufige Krankheiten
- Akute Leberinsuffizienz
- Hypo- oder Hyperthyreose (Krise), Thyreotoxikose, Myxödem
- Addison-Krise
- Hypoxischer zerebraler Schaden nach Kreislaufstillstand, Narkose (Blutdrucksenkung), nach Atemlähmung
- Contusio oder schwere Commotio cerebri nach Schädel-Hirn-Trauma (anamnestisch anfangs oft nicht bekannt), nach Verletzungen suchen!
- Narkolepsie (guter Allgemeinzustand, Anamnese)
- Koma bei Polyneuropathie (Vita reducta)
- Apallisches Syndrom
- Koma durch Elektrolytstörungen
- Wasserintoxikation durch volumenmäßig überdosierte Infusionstherapie
- Synkope bei Aortenstenose
- Synkope bei Lungenembolie (Tachypnoe, Dyspnoe)
- Synkope bei Nitrotherapie und Hypotonie (alte Patienten)
- Synkope bei Rhythmusstörungen

Seltene Krankheiten
- Hypophysäres Koma bei chronischer Hypophysenvorderlappeninsuffizienz.

Krankenhauseinweisung immer notwendig zu
- sofortiger Therapie
- differentialdiagnostischen Untersuchungen.

■ Anamnese

Gegenwärtige Beschwerden: Seit wann? Progredient? Mit Doppelbildern (s. S. 78)? Bei Blick in welche Richtung?

Mögliche Begleitsymptome: ▶ Kopfschmerzen (Raumforderung)? Fieber und Nackensteifigkeit (Meningoenzephalitis)? Hypertonie (Durchblutungsstörung)?

Ursächliche Faktoren: Vorausgegangener fieberhafter (viraler) Infekt (Begleitenzephalitis)? Früher Hinweise für Durchblutungsstörungen?

■ Befund

Allgemeinbefund: Körperlicher Untersuchungsbefund.

Neurologischer Befund: Komplette oder partielle Blickparese, in beide Richtungen oder nur horizontal bzw. vertikal? Konjugierte Blickparese (beide Augen gleichsinnig betroffen)? Blickwendung nach einer Richtung als Reizsymptom (frontales Blickzentrum)? Internukleäre Blickparese (beim Blick nach einer Seite kann das kontralaterale Auge nicht über die Mittellinie hinweg bewegt werden, die Konvergenzreaktion (Akkomodation) ist aber erhalten.)? Puppenkopfphänomen (trotz vollständiger Blickparese bei passiven Kopfbewegungen Fixierung des Objektes möglich)? Weitgehend komplette Blickparese mit Akinese und parkinsonähnlichen Symptomen (supranukleäre Blickparese)? Kopfwendung zur Seite der Blickparese? Blickparetischer Nystagmus (betont beim Blick in die Richtung, in die der paretische Muskel ziehen würde)? Sonstige Hirnnervenstörungen? Anisokorie? Sehstörungen? Augenhintergrund? Peripher-neurologischer Befund? Ataxie? ▶ Meningismus? Bewusstseinsstörung?

Psychischer Befund: Organisches Psychosyndrom?

Blickparese

■ Notwendige technische Verfahren

Labor:	Laborstatus.
Röntgenaufnahmen:	Schädelübersicht in 2 Ebenen (Pinealisverlagerung?).
CCT:	Hypo- oder hyperdense Zone, Kleinhirnschichten (2 mm). Im Bereich des atlanto-occipitalen Übergangs 2 mm Schichten.
Lumbalpunktion:	Liquoruntersuchung mit Lues-Reaktionen (entzündliche Erkrankung, Subarachnoidalblutung?).
Elektronystagmogramm:	Nachweis der erhaltenen Afferenzen von den Vestibulariskernen (rotatorischer Nystagmus auslösbar).
EEG:	Allgemeinveränderung, Herdbefund.

■ Indikationen für gezielte weitere Untersuchungen

Bei pathologischem CCT:	NMR, evtl. Angiographie.
Bei Verdacht auf entzündliche Hirnerkrankung:	EEG, Liquoruntersuchung.
Bei unklaren Befunden im atlanto-occipitalen Übergangsbereich:	Kernspintomographie mit Darstellung der Übergangsregion.
Bei Verdacht auf extrakranielle Stenose mit Durchblutungsstörung:	Dopplersonographie (hämodynamisch wirksame Stenose?).

Liste der Krankheiten und Syndrome

- Durchblutungsstörung (Enzephalomalazie) der inneren Kapsel mit einseitiger **horizontaler** Blickparese (anfangs Blickwendung zur Herdseite)
- Ponstumor mit **vertikaler** Blickparese
- Enzephalitis im Potisbereich mit meist **vertikaler** Blickparese
- Basilarisinsuffizienz mit Hirnstamm- und Ponsdurchblutungsstörung, meist vertikale Blickparese, kombiniert mit anderen Hirnnervenausfällen
- Encephalitis epidemica (selten)
- Pinealom (oft Hydrozephalus und Zeichen der intrakraniellen Drucksteigerung)
- Parinaud-Syndrom (konjugierte vertikale Blickparese und Konvergenzparese, evtl. kombiniert mit Nystagmus)
- Gefäßmissbildungen im Bereich der inneren Kapsel oder der Pons, mit und ohne Blutung (Angiom, Aneurysma)
- Steell-Richardson-Olschewski-Syndrom (vertikale Blickparese mit akinetisch hypertonem Syndrom)

Krankenhauseinweisung immer notwendig
- zur weiteren Abklärung

Bulbäre Symptome

■ Anamnese

Gegenwärtige Beschwerden: Akut aufgetreten (Pseudobulbärparalyse)? Sich langsam entwickelnd? Spontan aufgefallen? Bei Untersuchung festgestellt?

Mögliche Begleitsymptome: Schwäche der Arme oder Beine? Muskelzittern (Faszikulieren)? Stärkere Ermüdung? Doppelbilder? Schluckstörungen? Kurzatmigkeit?

Ursächliche Faktoren: Vorausgegangenes Nacken- oder Wirbelsäulentrauma (Hämatobulbie)? Langsame Entwicklung, ähnliche Fälle in der Familie (progressive Bulbärparalyse)? Früher Hinweise für Arteriosklerose, Hypertonie bzw. flüchtige zerebrale Durchblutungsstörungen (Pseudobulbärparalyse)?

■ Befund

Allgemeinbefund: Körperlicher Untersuchungsbefund.

Neurologischer Befund: Zungenbeweglichkeit? Zungenfibrillieren? (Einseitige) Zungenatrophie? ▶ Schluckstörungen? Würgereflex? Anästhesie der Hinterwand des Rachens? (Einseitige) Gaumensegellähmung? Näselnde Sprache? ▶ Kurzatmigkeit (Phrenikus)? Anisokorie? Doppelbilder? Augenhintergrund? Sonstige Hirnnerven (Fazialis)? Periphere Reflexe lebhaft? Muskelatrophien? Minderung der groben Kraft? Ataxie? Masseterreflex?

Psychischer Befund: Organisches Psychosyndrom?

■ Notwendige technische Verfahren

Labor:	Laborstatus.
Röntgenaufnahmen:	Thoraxübersicht (Zwerchfellparese?), HWS und atlantookzipitaler Übergang (Destruktion?).

CCT:	Im cranio-zervikalen Übergangsbereich mit 2 mm-Schichten und Kontrastanhebung. Evtl. NMR.
Lumbalpunktion:	Liquoruntersuchung, Lues-Reaktionen.
EMG:	Faszikulieren; aber auch in den klinisch unauffälligen Muskelgruppen Fibrillieren, Faszikulieren? Nervenleitungsgeschwindigkeit.

■ Indikationen für gezielte weitere Untersuchungen

Bei unauffälligem CCT:	NMR
Bei Verdacht auf raumfordernden Prozess im atlantookzipitalen Übergangsbereich:	Queckenstedt-Versuch, Myelographie, Schrägaufnahmen der HWS.
Bei Verdacht auf Durchblutungsstörungen (extrakranielle Stenose):	Dopplersonogramm der Halsgefäße, EEG, EKG.
Bei Unklarheit der Diagnose:	Muskelbiopsie aus einem Extremitätenmuskel, evtl. okuläres EMG.

Liste der Krankheiten und Syndrome

Häufige Krankheiten
- Pseudobulbärparalyse bei Gefäßprozess (keine Atrophie, kein Faszikulieren)
- Progressive Bulbärparalyse (Faszikulieren, Atrophien, Masseterreflex fehlt)
- Bulbäre Form der amyotrophen Lateralsklerose (Spastik an den unteren Extremitäten)
- Multiple Sklerose (Liquor, Immunglobuline)
- ► Myasthenia gravis (EMG, abends Symptome verstärkt)

Bulbäre Symptome

Weniger häufige Krankheiten
- Bulbäre Myelopathie nach Unfall
- ▶ Bulbäre Myelitis
- Bulbäre Symptome bei diffuser Sklerose (drei Formen; die entzündliche Form auch bei Erwachsenen zu beobachten), meist subakut oder chronisch-progredienter Verlauf, häufig zunächst Tetraspastik aus schlaffen Paresen sich entwickelnd und dadurch pseudobulbäre Symptome vortäuschend. Im Endstadium Enthirnungsstarre
- Polyneuritis, bulbäre Form
- Creutzfeldt-Jakob-Krankheit
- Atypische Myopathie
- Polymyositis
- Paraneoplastisches Syndrom
- Tumor der hinteren Schädelgrube
- Basiläre Impression

Seltene Krankheiten
- Bulbäre Form der Poliomyelitis
- Thyreotoxikose mit Bulbärparalyse
- Bulbopontine Encephalitis epidemica

Krankenhausein weisung meist dringlich wegen
- bestehender Mangelernährung
- Durchführung der notwendigen Untersuchungen

■ Anamnese

Gegenwärtige Beschwerden: Seit wann innerliche Unruhe (in der Regel negiert)? Seit wann Durst? Seit wann Zittern? Warum jetzt zum Arzt?

Mögliche Begleitsymptome: Anzeichen für hirnorginischen Anfall? Oberbauchbeschwerden? Gelbfärbung der Haut? Verkennung der Umgebung? Halluzinationen? Zittern der Hände? Nesteln? Durst?

Ursächliche Faktoren: Alkoholabusus (Dosis individuell unterschiedlich)? Medikamentenabusus (vor allem Tranquillizer, Barbiturate)? Absolute (ev. durch Krankenhausaufenthalt erzwungene) oder relative Abstinenz? Drogenabhängigkeit?

■ Befund

Allgemeinbefund: Körperlicher Untersuchungsbefund. Exsikkose? Lebergröße?

Neurologischer Befund: ► Tremor? Koordinationsstörungen? Nystagmus? Sonstige Hirnnervenstörungen? Augenhintergrund? Reflexdifferenzen? Motilität und Koordination? Reflexdifferenzen? Reflexausfall (Alkoholpolyneuropathie)? Tiefensensibilitätsstörungen? ► Nackensteifigkeit?

Psychischer Befund: Psychoorganisches Syndrom? ► Halluzinationen oder Pseudohalluzinationen (Entzugsdelir bei Alkohol- oder Medikamentenabusus)? Auffallende Änderung der Bezugsgrößen (Psychose)? Aggressivität? Amentielles Syndrom?

■ Notwendige technische Verfahren

Labor: Laborstatus, Leberwerte, gamma-GT; Serum-Kalium (bei Alkoholdelir meist erniedrigt), Ammoniak im Serum, evtl. Drogenscreening.

Röntgenaufnahmen:	Schädelübersicht in 2 Ebenen: Thoraxübersicht.
CCT:	Hypo- oder hyperdense Zone, Mittellinienverlagerung?
Lumbalpunktion:	Liquoruntersuchung (Meningitis mit Psychosyndrom, Lues-Reaktionen).
EEG:	Allgemeinveränderung? Herdbefund? Gesteigerte Erregbarkeit?

■ Indikationen für gezielte weitere Untersuchungen

Bei pathologischem CCT:	Angiographie oder neurochirurgisches Konsil. NMR.
Bei Verdacht auf Psychose:	Psychiatrisches Konsil.
Bei Unwirksamkeit der Therapie und negativen Ergebnissen der bisherigen Diagnostik:	Wiederholung der Liquoruntersuchung (Enzephalitis; **Liquor hierbei oft erst spät pathologisch**).
Bei Verdacht auf extrakranielle Stenose mit zerebraler Durchblutungsstörung:	Dopplersonographie der Halsgefäße und am Augenwinkel.

Liste der Krankheiten und Syndrome

Häufige Krankheiten
- Entzugserscheinungen nach Abusus von Alkohol oder Medikamenten
- Hirntumor, subdurales Hämatom
- Intoxikation mit Drogen, Drogenentzug
- „Psychogenes" Delir
- Halluzinatorische Psychose

Weniger häufige Krankheiten

- Anfangsstadium einer Meningoenzephalitis, Hirnabszess
- Stoffwechselstörungen (Urämie, Leberschaden Diabetes)
- Ischämische Hirnerkrankung
- Psychogener Dämmerzustand
- Epileptischer Dämmerzustand (epileptische Psychose)

Krankenhauseinweisung notwendig.

Doppelbilder

■ Anamnese

Gegenwärtige Beschwerden: Plötzlich aufgetreten? Nur intermittierend? Zunehmend? Wie stehen die Doppelbilder (s. S. 80).? Nebeneinander? Verkippt? Bei Blick in welche Richtung treten sie auf? Gekreuzte oder ungekreuzte Doppelbilder (Abdecken oder willkürliches Verschließen eines Auges und Beachtung, welches Doppelbild verschwindet)?

Mögliche Begleitsymptome: Kopfschmerzen (raumfordernder Prozess)? ▶ Pelzigkeit im Gesicht, ▶ Neuralgie? ▶ Sehstörungen (Visusminderung)? Nackensteiligkeit? Fieber (Meningitis)? Schwindel?

Ursächliche Faktoren: Früher Doppelbilder? Früher Ataxie oder Gangstörungen (Verdacht auf MS)? ▶ Vorausgegangenes Schädel-Hirn-Trauma bei horizontal nebeneinanderstehenden Doppelbildern (intrakranielles Hämatom mit Abduzensparese)? Medikamentenabusus? Gesichtsschwellung (Nasennebenhöhlen)?

■ Befund

Allgemeinbefund: Körperlicher Untersuchungsbefund.

Neurologischer Befund: Prüfung der Augenmotilität: **parallele** Doppelbilder, **ungekreuzt**, Maximum beim Blick nach temporal, evtl. Abweichung des Bulbus nach nasal (M. rectus lateralis, N. abducens)?
Parallel, gekreuzt, Maximum beim Blick nach nasal, Bulbusabweichung nach temporal (M. rectus internus, N. oculomotorius)?
Verkippt, Maximum beim Blick nach temporal und oben, größte Kippung beim Blick nach nasal und oben, Bulbusabweichung evtl. nach unten und temporal (M. rectus superior, N. oculomotorius)?
Verkippt, Maximum beim Blick nach temporal und unten, größte Verkippung beim Blick nach nasal und unten, Bulbusabweichung evtl. nach oben und temporal (M. rectus inferior, N. oculomotorius)?
Verkippt, Maximum beim Blick nach nasal und oben, größte Kippung beim Blick nach temporal und oben, Bulbusabweichung nach unten und nasal (M. obliquus inferior, N. oculomotorius)?

Verkippt, Maximum beim Blick nach nasal und unten, größte Kippung beim Blick nach temporal und unten, Bulbusabweichung evtl. nach oben und nasal (M. obliquus superior, N. trochlearis)?
Strabismus concomitans (Schielwinkel bleibt gleich) oder paralyticus (Schielwinkel ändert sich), Konvergenz oder Divergenz? Exophthalmus? Augenhintergrund (▶ Stauungspapille)? Nystagmus (Doppelbilder bei Blickwendung in die Endstellungen möglich)? Trigeminusstörungen? Hörstörung? Pupillen? Lidspaltendifferenz? Peripher-neurologischer Befund? Pyramidenbahnzeichen?

Psychischer Befund: Organisches Psychosyndrom?

■ **Notwendige technische Verfahren**

Labor:	Laborstatus, CPK, Kreatinin (Myopathie).
Augenärztliche Untersuchung:	Objektivierung der Doppelbilder, Perimetrie, Augenhintergrund (Stauungspapille), Pupillenstörungen?
CCT:	Hypo- oder hyperdense Zone, basale Schichten mit 2 cm, Orbitaschichten!
Röntgenaufnahmen:	Schädelübersicht in 2 Ebenen, atlantookzipitaler Übergang (basiläre Impression), Basis.
Lumbalpunktion:	Liquoruntersuchung (Lues-Reaktionen, Subarachnoidalblutung?).
EEG:	Allgemeinveränderung? Herdbefund?

Doppelbilder

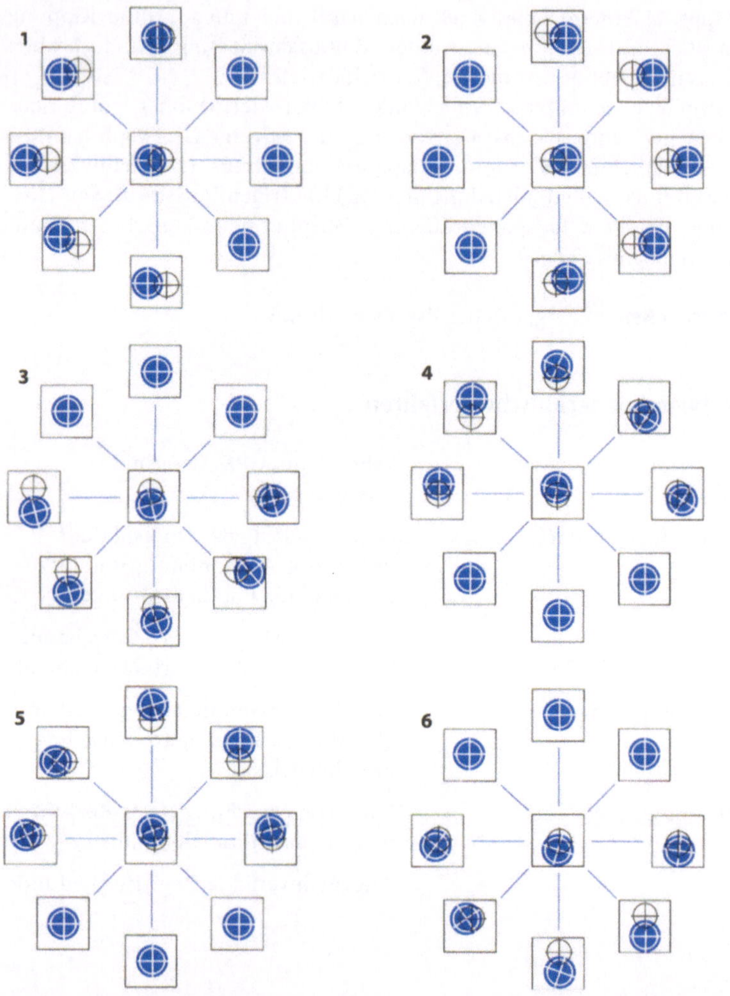

Abb. 4. Schematische Darstellung der Doppelbilder für das rechte ⊕ und das linke 🔵 Auge bei Erkrankung der linksseitigen Muskeln.
1: Ausfall des rectus medialis (N. oculomotorius); 2: Ausfall des M. rectus lateralis (N. abducens); 3: Ausfall des M. obliquus superior (N. trochlearis); 4: Ausfall des M. obliquus inferior (N. oculomotorius); 5: Ausfall des M. rectus superior (N. oculo-motorius); 6: Ausfall des N. rectus inferior (N. oculo-motorius)

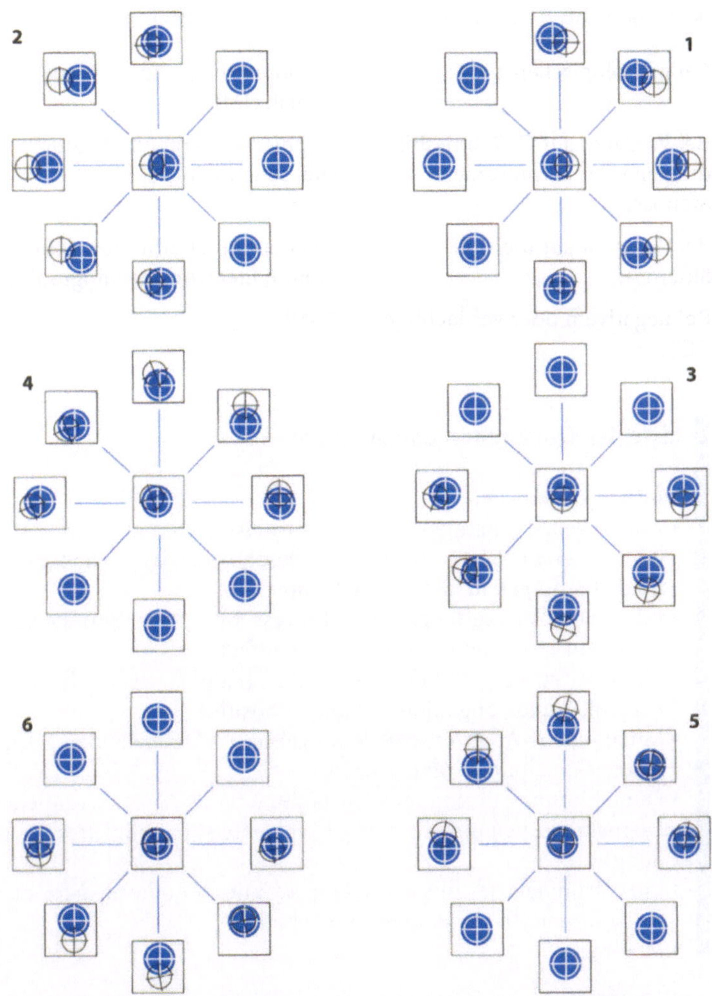

Abb. 4. Schematische Darstellung der Doppelbilder für das rechte ⊕ und das linke 🔵 Auge bei Erkrankung der linksseitigen Muskeln.
1: Ausfall des rectus medialis (N. oculomotorius); 2: Ausfall des M. rectus lateralis (N. abducens); 3: Ausfall des M. obliquus superior (N. trochlearis); 4: Ausfall des M. obliquus inferior (N. oculomotorius); 5: Ausfall des M. rectus superior (N. oculo-motorius); 6: Ausfall des N. rectus inferior (N. oculo-motorius)

Doppelbilder

■ Indikationen für gezielte weitere Untersuchungen

Bei pathologischem CCT:	Angiographie, neurochirurgisches Konsil. NMR.
Bei Verdacht auf Gefäßmissbildungen oder extrakranielle Stenose:	Dopplersonographie, Angiographie (Katheterangiographie).
Bei Verdacht auf multiple Sklerose:	γ-Globuline und Immunglobuline im Liquor, Elektronystagmographie.
Bei negativem oder verdächtigen CCT:	NMR.

Liste der Krankheiten und Syndrome

Häufige Krankhellen

- Aneurysma der basalen Hirngefäße (meist A. communicans anterior oder A. cerebri posterior), häufig typische oder atypische Subarachnoidalblutungen in der Vorgeschichte
- Intrakranieller raumfordernder Prozess, infra- oder supratentoriell, neurologische Symptome, Stauungspapille?
- Multiple Sklerose (häufig rasche Rückbildung, γ-Globulinvermehrung im Liquor, oligoklonale Banden positiv)
- Entzündliche Abduzensparese (ungekreuzte Doppelbilder, gelegentlich leichte Liquorveränderungen)
- Durchblutungsstörung im Hirnstamm oder in der Pons (anhaltende Doppelbilderneigung mit nur geringer, meist inkompletter Rückbildung)
- Enzephalomalazie mit Schwellungsreaktion (Abduzensparese), Gefäßgeräusche, hypertone Enzephalopathie?
- Meningitis

Weniger häufige Krankheiten
- Meningoenzephalitis (Psychosyndrom, Liquorveränderungen, Störungen des Schlaf-Wach-Rhythmus)
- Mediales Keilbeinmeningiom (Verlagerung des Bulbus nach unten und außen, Knochenveränderungen)
- Lues cerebro-spinalis
- Inkomplette Blickparese (s.S. 69)
- Internukleäre Ophthalmoplegie: Adduktion gestört, bei Konvergenz möglich (vordere internukleäre Ophthalmoplegie); Ophthalmoplegia internuclearis posterior = Störung der beiden äußeren geraden Augenmuskeln bei Willkürbewegungen, Störung der Konvergenzbewegung, keine Pupillenstörungen
- Endokriner Exophthalmus

Seltene Krankheiten
- Encephalitis epidemica
- Entzündliche sonstige Augenmuskelparese (selten entzündliche Liquorveränderungen, rasche Rückbildung)
- Arachnitis basalis
- Botulismus (mit Ptose und Aphonie), Abducens- oder Oculomotoriusparese
- Angeborene Abduzensparese
- Divergenzparese: Doppelbilderabstand umso größer, je weiter der Gegenstand entfernt; bei Seitwärtsbewegung bleibt Doppelbilderabstand gleich

Monokuläre Doppelbilder möglich bei Linsenschlottern (DB abhängig von Lagewechsel), unterschiedlichem Brechungsindex innerhalb des Glaskörpers (Konstant, selten).

Dysästhesie

Die Dysästhesie ist eine fehlerhafte Empfindung bei Setzen eines Reizes an der Hautoberfläche (Schmerzdysalgesie, Temperaturreiz, Berührung).

■ Anamnese

Gegenwärtige Beschwerden: Seit wann? Spontan aufgefallen? Erst bei Untersuchung festgestellt? Schmerzen? Bewegungsstörungen?

Mögliche Begleitsymptome: Unsicherheit beim Gehen, vorwiegend im Dunkeln (spinale Ataxie)? Kopfschmerzen?

Ursächliche Faktoren: Blutbildveränderungen bekannt? Lues-Infektion (Tabes dorsalis)? Unfälle mit Beteiligung der Wirbelsäule und des Rückenmarks (Hämatomyelie)? Alkoholabusus? Intoxikationen? Stoffwechselstörung bekannt?

■ Befund

Allgemeinbefund: Körperlicher Untersuchungsbefund.

Neurologischer Befund: Abgrenzung des dysästhetischen Gebietes und Prüfung, welche Qualitäten fehlerhaft verarbeitet werden! Wechselnde Ergebnisse (psychogene Überlagerung)? Störungen der Oberflächensensibilität? Dissoziierte Empfindungsstörung (s.S. 94)? Reflexstörungen? Pathologische Reflexe? Verzögerte Weiterleitung bzw. verspätete Empfindung des gesetzten Reizes (z.B. verzögerte Schmerzleitung bei Tabes dorsalis)? Hirnnervenfunktionsstörungen? Fundus?

Psychischer Befund: Psychosyndrom? Aggravation?

■ Notwendige technische Verfahren

Labor:	Laborstatus.
EMG:	Segmentale Denervierung? Motorische und sensible NLG (Systemerkrankung? Polyneuropathie?); EVP.

Röntgenaufnahmen: Wirbelsäulenübersicht, atlantookzipitaler Übergang.

Lumbalpunktion: Liquoruntersuchung (Polyneuropathie).

■ Indikationen für gezielte weitere Untersuchungen

Bei Verdacht auf spezifische Infektion oder Myelitis: Lumbalpunktion und Liquoruntersuchung, Lues-Rekationen im Liquor.

Bei Verdacht auf psychogene Überlagerung: Psychiatrisches Konsil.

Bei Verdacht auf intraspinalen raumfordernden Prozess: Zervikale Myelographie.

Bei Verdacht auf Vitamin B 12-Resorptionsstörung: Schilling-Test, internistisches Konsil.

Bei motorischen Ausfällen und Reflexausfällen: EMG, NLG, ev. Myelographie, spinales CT.

Liste der Krankheiten und Syndrome

- Tabes dorsalis (verzögerte Schmerzleitung)
- Tetanie (anfallsweise Parästhesien und Dysästhesien)
- Polyneuropathie
- Funikuläre Myelose
- Engpasssyndrom (Tarsaltunnelsyndrom Karpaltunnelsyndrom), meist einseitig
- Psychogene Auslösung (unbestimmte Schilderung mit sehr wechselhaften Befunden)
- Multiple Sklerose

Dysarthrie

Dysarthrie ist eine Funktionsstörung der für die Phonation und Artikulation notwendigen Muskulatur des Mundes, der Zunge und des Schlundes sowie des Kehlkopfes ohne nachweisbare Lähmungen (s. auch motorische Aphasie, S. 20).

■ Anamnese

Gegenwärtige Beschwerden: Seit wann? Langsame Entwicklung? Plötzlicher Beginn (Pseudobulbärparalyse)?

Mögliche Begleitsymptome: Schluckstörungen (Bulbärparalyse, Pseudobulbärparalyse)? Heiserkeit, auch beim Husten? Austritt von Speisen durch die Nase (Gaumensegelparese)? Unsicherheit (Ataxie) und Schwindel (Kleinhirnerkrankungen)?

Ursächliche Faktoren: Heisere (aphonische) Sprache bei erhaltenem phonischem Husten (psychogene Überlagerung)? Luetische Vorerkrankung (progressive Paralyse)? Allgemeine Verlangsamung, mimische Verarmung und Ungeschicklichkeit für Feinbewegungen (Parkinson-Syndrom)?

■ Befund

Allgemeinbefund: Körperlicher Gesamtbefund.

Neurologischer Befund: Sprache näselnd, verwaschen und tonlos (bulbäre Dysarthrie)? Sprache eher kloßig, bellend und laut tönend (Kleinhirnwurmerkrankungen)? Sprache abgehackt (skandierend), monoton (Erkrankungen der Kleinhirnhemisphären, Brückenerkrankungen)? Sprache monoton, leise, verwaschen und mehr nuschelnd (extrapyramidal, Parkinsonismus)? Motorische Aphasie? Unsaubere Artikulation, Wiederholung von Silben (progressive Paralyse)? Stottern? Zungenlähmung (Bulbärparalyse)? Zungenatrophie? Sensibilitätsstörungen im Gaumensegel- und Schlundbereich (basaler Tumor)? Gaumensegelinnervation? Sonstige Hirnnervenfunktionen? Fundus? Peripherer Reflexstatus? Periphere Sensibilitätsstörungen? Tiefensensibilität, Lageempfindung? Pyramidenbahnzeichen an den unteren Extremitäten, Areflexie?

Psychischer Befund: Allgemeine Verlangsamung und depressive Grundstimmung (Parkinson-Syndrom)? Euphorische Grundstimmung, mangelhafte Krankheitseinsicht (multiple Sklerose)? Aggravation?

■ **Notwendige technische Verfahren**

Labor:	Laborstatus, Immunglobuline, oligoklonale Bande.
Lumbalpunktion:	Liquoruntersuchung, Queckenstedt-Versuch.
Röntgenaufnahmen:	Schädelübersicht in 2 Ebenen, Schädelbasis.
CCT:	Hyper- oder hypodense Zone, Kleinhirnschichten, falls negativ: NMR.
EEG:	Allgemeinveränderung? Herdbefund?

■ **Indikationen für gezielte weitere Untersuchungen**

Bei akutem Auftreten (Pseudobulbärparalyse) und Hinweisen auf einen extrakraniellen Gefäßprozess:	Gefäßstatus, Dopplersonogramm, eventuell Angiographie (extrakranielle Stenose?).
Bei weiteren Hirnnervenstörungen:	Computertomographie und Angiographie zum Ausschluss eines basalen Tumorprozesses. NMR.
Bei pathologischem Liquorbefund und/oder Queckenstedt-Versuch:	Zervikale Myelographie.

Liste der Krankheiten und Syndrome

Häufige Krankheiten

- Bulbärparalyse, progressive (noch andere bulbäre Symptome, später Spastik der unteren Extremitäten)
- Pseudobulbärparalyse (Ausfall der supranukleären Bahnen durch Ischämie)
- Akute Alkohol- oder Medikamentenintoxikation (Barbiturate, Phenytoin-Präparate)
- Zerebrale Ischämie mit Ausfall der motorischen Hirnrinde (Übergang zur motorischen Aphasie fließend!)
- Multiple Sklerose (meist noch weitere Hirnnervenausfälle und peripher-neurologische Symptome nachweisbar, Liquor!)
- Hirntumor

Weniger häufige Krankheiten

- Kleinhirnatrophie (im Rahmen der Systematrophie, toxisch ausgelöst, z.B. Alkoholismus)
- Kleinhirntumoren, insbesondere der Hemisphäre und des Wurmes, der Kleinhirnbahnen der Brücke
- Parkinson-Syndrom (arteriosklerotischer Parkinsonismus; Rigor, Tremor, Hypomimie usw.)

Seltene Krankheiten

- Hysterie (aphonische Sprechstörung mit Dysarthrie, Hustenstoß ist phonisch!)
- Friedreich-Ataxie (Dysarthrie selten Frühsymptom)

■ Anamnese

Gegenwärtige Beschwerden: Wie lange besteht die Koordinationsstörung? Erst bei Untersuchung aufgefallen? Beidseits oder einseitig (Händigkeit beachten!)?

Mögliche Begleitsymptome: Kopfschmerzen? ► Sehstörungen? ► Doppelbilder? Unsicherheit beim Gehen? Schwindel?

Ursächliche Faktoren: Hörstörung, schon länger bekannt (Kleinhirnbrückenwinkelprozess)? Chronische Intoxikation mit Medikamenten oder Alkohol?

■ Befund

Allgemeinbefund: Körperlicher Untersuchungsbefund.

Neurologischer Befund: Zunahme der Dysdiadochokinese bei längerer Prüfung der Diadochokinese? Einseitig betont (**gleichseitiger** Kleinhirnprozess)? Sonstige Hirnnervenfunktionsstörungen? Nystagmus? Hörstörung? Anisokorie? Doppelbilder (Kleinhirnprozess)? ► Stauungspapille (Kleinhirnprozess)? Reflexdifferenzen? Erhöhung des Muskeltonus (beginnendes Parkinson-Syndrom mit Oligosymptomatik)? Pyramidenbahnzeichen (zerebraler Prozess)? Bauchhautreflexe ausgefallen (MS)? Ataxie ohne Verstärkung bei Augenschluss (zerebelläre Ataxie)?

Psychischer Befund: Organisches Psychosyndrom? Euphorische Grundstimmung mit mangelnder Krankheitseinsicht (MS)?

■ Notwendige technische Verfahren

Labor:	Laborstatus.
Röntgenaufnahmen:	Schädelübersicht in 2 Ebenen (Sella, Pinealis).
CCT:	Hypo- oder hyperdense Zone? Kleinhirnschichten.

Dysdiadochokinese

NMR:	Zur Artdiagnose der Kleinhirnveränderungen.
Lumbalpunktion:	Liquoruntersuchung (multiple Sklerose? Enzephalitis? Eiweißvermehrung bei Pons- oder Kleinhirntumor?).
Elektronystagmogramm:	Nystagmus? Zentrale Störung der Blickfolgebewegungen? Rotatorische Erregbarkeit?
EEG:	Allgemeinveränderung? Herdbefund?

■ Indikationen für gezielte weitere Untersuchungen

Bei pathologischem CCT:	NMR bzw. dann Angiographie, auch Vertebralis.
Bei Verdacht auf multiple Sklerose:	Liquorelektrophorese und Immunglobulinuntersuchung.

Liste der Krankheiten und Syndrome

Häufige Krankheiten
- Zerebelläre Atrophie, z.B. nach chronischen Intoxikationen
- Kleinhirntumoren
- Parkinson-Syndrom (anfangs gelegentlich deutlicher als Rigor oder Tremor bzw. Hypomimie ausgeprägt)
- Multiple Sklerose

Weniger häufige Krankheiten
- Pyrdmidenbahnläsionen (diskret), insbesondere kortikale und Störungen im Bereich der inneren Kapsel

Systematrophien
- Vorwiegend spinale Heredoataxien (Friedreich)
- Vorwiegend kortikal-zerebelläre Heredoataxie (Nonne-Piérre Marie)
- Olivo-ponto-zerebelläre Atrophien (Thomas-Déjerine-Menzel)
- Dentatum-Bindearm-Atrophie (Hunt)

Seltene Krankheiten
- Hinterstrangläsionen (Tabes dorsalis, funikuläre Myelose)

Dysosmie

Die Dysosmie ist eine Verkennung vorhandener Geruchsqualitäten.

■ Anamnese

Gegenwärtige Beschwerden: Anfallsweise? Regelmäßig? Selten auftretend? Im Intervall herabgesetzte Geruchs- oder Geschmacksempfindung?

Mögliche Begleitsymptome: Kurze Abwesenheitszustände (Absencen)? Kurzes plötzliches Blasswerden? Motorische Entäußerungen? Bewusstseinsstörungen?

Ursächliche Faktoren: Anfallsartige Bewusstseinstrübungen (temporale Anfälle)? Schmatzbewegungen (Unzinatus-Anfälle)?

■ Befund

Allgemeinbefund: Körperlicher Untersuchungsbefund.

Neurologischer Befund: Hyposmie, Hypogeusie? Andere Hirnnervenstörungen? Augenhintergrund? Peripher-neurologischer Befund? Reflexdifferenzen? Koordinationsstörungen? Pyramidenbahnzeichen?

Psychischer Befund: Auffälligkeiten, organische Wesensänderung? Aggravation?

■ Notwendige technische Verfahren

Labor:	Laborstatus.
EEG:	Temporale Dysrhythmie? Paroxysmen? Frequenz?
Röntgenaufaahmen:	Schädelübersicht in 2 Ebenen, Thoraxübersicht.

CCT:	Hypo- oder hyperdense Zonen? Spezialdarstellungen der Schädelbasis.
Provokations-EEG (Langzeit-EEG):	Verlängerte Hyperventilation, Flackerlichtstimulation, Schlafentzugs- und Schlaf-EEG.

■ Indikationen für gezielte weitere Untersuchungen

Bei pathologischem CCT:	NMR, dann Angiographie.
Bei Verdacht auf extrakranielle Gefäßstenose:	Dopplersonogramm evtl. Angiographie.
Bei Verdacht auf raumfordernden Prozess:	Computertomographie, evtl. Angiographie.

Liste der Krankheiten und Syndrome

- Temporallappenanfälle, Unzinatusanfälle
- Aura bei hirnorganischem Anfallsleiden
- Hysterische Dysosmie
- Frontobasales Meningiom oder Neurinom

Empfindungsstörung, dissoziierte

Schmerz- und/oder Temperaturempfindung sind vermindert oder aufgehoben, Oberflächen- und Tiefensensibilität (Vibrationsempfinden) sind ungestört (Ausfall des Tractus spinothalamicus).

■ Anamnese

Gegenwärtige Beschwerden: Seit wann? Bei welcher Gelegenheit erstmals aufgefallen? Zunahme der Beschwerden?

Mögliche Begleitsymptome: ► Rückenschmerzen, Nackenschmerzen? Motorische Ausfälle? Fieber und Kopfschmerzen (Meningomyelitis)? Kältehyperästhesie (funikuläre Myelose)?

Ursächliche Faktoren: Motorische Ausfälle mit Muskelatrophien vorausgegangen, trophische Störungen (Syringomyelie)? Vorausgegangener Wirbelsäulenunfall (schweres Wirbelsäulentrauma, Hämatomyelie)?

■ Befund

Allgemeinbefund: Körperlicher Untersuchungsbefund. Dysrhaphische Störungen?

Neurologischer Befund: Motorische Ausfälle? Muskelatrophien? Reflexstörungen? Reflexsteigerung an den unteren Extremitäten (zervikaler Prozess)? Meningismus (Meningomyelitis)? Hirnnervenstörungen? Nystagmus? Zungenatrophie?

Psychischer Befund: Aggravation?

■ Notwendige technische Verfahren

Labor: Laborstatus

Lumbalpunktion: Liquoruntersuchung, Liquor blutig
                                oder xantochrom (Hämatomyelie)?

Röntgenaufnahmen:	HWS- und BWS-Übersicht in 2 Ebenen (Hämangiomwirbel, Missbildungen, enger Spinalkanal?).
Spinales CT:	Raumforderung? Cystenbildung?
NMR:	des betreffenden WS-Abschnittes.

■ Indikatianen für gezielte weitere Untersuchungen

Bei Verdacht auf intramedullären Tumor (Liquoreiweißerhöhung, medulläre Symptome):	NMR, Zervikale Myelographie (Verbreiterung der Rückenmarkkontur?) Bei Angiomverdacht Aufnahmen in Rückenlage.
Bei negativer Myelographie und spinaler CT:	Kernspintomographie mit Darstellung des entsprechenden Abschnittes.

Liste der Krankheiten und Syndrome

Häufige Krankheiten
- Syringomyelie (Kombination von Muskelatrophien, dissoziierter Empfindungsstörung und trophischen Störungen)
- Myelitis, Meningomyelitis (im weiteren Verlauf meist doppelseitige Beschwerden oder [inkomplettes] Querschnittssyndrom)
- Myelopathie ungeklärter Genese

Weniger häufige Krankheiten
- Posttraumatische Hämatomyelie (nach schweren Wirbelsäulentraumen)
- Spontane Hämatomyelie, z.B. bei spinalem Angiom
- Hämatomyelie bei Antikoagulantienbehandlung oder Hämophilie
- Intramedullärer Tumor, Gliom, Metastase (Hodgkin)
- Ponstumor

Seltene Krankheiten
- Funikuläre Myelose
- Foramen-Jugulare-Syndrom

Exophthalmus

■ Anamnese

Gegenwärtige Beschwerden: Seit wann aufgefallen? Einseitig? Doppelseitig? Schmerzen?

Mögliche Begleitsymplome: Augenschmerzen? Doppelbilder (maligner Exophthalmus)? Geräusche im Kopf (Sinus-Cavernosus-Fistel, Angiom)? Schwitzen, Tremor (Hyperthyreose)? Frösteln, Haarausfall (Hypothyreose)? Otitis, Mastoiditis, Sinusitis (Hirnvenenthrombose)? Zunahme des Halsumfangs (Kragen)?

Ursächliche Faktoren: Schilddrüsenfunktionsstörung bekannt? Behandlung einer Struma ohne Hormonsubstitution? Zustand nach Strumektomie? Augenschmerzen (retrobulbärer Prozess)?

■ Befund

Allgemeinbefund: Körperlicher Untersuchungsbefund? Struma? Zeichen einer Hyperthyreose oder endokrinen Störung (Gewicht, Haare, Haut)? Vorwölbung im Bereich des Keilbeins (Keilbeinmeningiom)?

Neurologischer Befund: ▶ Einschränkung der Augenmotilität? Sehfähigkeit? ▶ Sehstörungen (Optikusgliom, maligner Exophthalmus)? ▶ Pulsierender Exophthalmus (Sinus-cavernosus-Fistel)? ▶ Achsenverlagerung des Bulbus nach außen und unten (Keilbeinmeningiom, Optikustumor)? Pupillenstörungen? Kopfschmerzen? Doppelbilderneigung (Augenmuskelparesen)? Halbseitenzeichen?

Psychischer Befund: Organisches Psychosyndrom?

■ Notwendige technische Verfahren

Labor: Laborstatus.

Röntgenaufnahmen: Schädelübersicht in 2 Ebenen, vordere Schädelbasis, Rhese (Optikusgliom, retroorbitaler Tumor, intrakranieller Tumor?).

Schilddrüsenfunktionsteste: Hyperthyreose (T_3-, T_4-Test).

Augenärztuche Untersuchung: Exophthalmometrie. Augenhintergrund? Doppelbilder?

Computertomogramm: Orbitaschichten (retroorbitaler Tumor, Knochenprozess?)

■ Indikationen für gezielte weitere Untersuchungen

Bei pulsierendem Exophthalmus: Angiographie (schnelle Serie), Verdacht auf Sinus-cavernosus-Fistel.

Bei einseitigem Exophthalmus: Angiographie (retroorbitaler Tumor, Angiom?); endokrinologische Untersuchung.

Bei zusätzlichen starken vegetativen Symptomen: Angiographie (Mittelhirntumor?).

Bei einseitigem Exophthalmus und Bulbusverlagerung nach außen und unten: Computer-Tomogramm Angiographie (Verdacht auf Keilbeinmeningiom). NMR.

Liste der Krankheiten und Syndrome

Häufige Krankheiten
- Orbita-Tumoren, auch Metastasen (BKS)
- Retroorbitale Tumoren oder Angiome (nicht immer eine Achsenverlagerung)
- Endokriner Exophthalmus (auch einseitig)

Exophthalmus

Weniger häufige Krankheiten
- Orbitaangiom
- Opticusgliom (meist mit Sehstörungen und unregelmäßig begrenzten Gesichtsfeldeinschränkungen)
- Sinus-cavernosus-Fistel, meist traumatisch. Exophthalmus muss nicht immer pulsieren, Rückgang bei gleichseitiger Karotiskompression
- Maligner Exophthalmus (endokrine Störung mit überschießender Ausschüttung von exophthalmotropem Faktor, Schilddrüsenfunktion normal, Augenmotilitätsstörungen)
- Keilbeinmeningiom (Achsenverlagerung nach außen und unten), Augenmuskellähmungen (Exophthalmus bzw. Protrusio bulbi nur beim sitzenden Patienten, beim liegenden Patienten kein auffallender Befund außer der Augenmuskelstörung)
- Scheinbarer Exophthalmus nach alter (partieller) peripherer Fazialisparese
- Sinusthrombose (Hirnvenenthrombose)

Seltene Krankheiten
- Mittelhirntumoren (zentral-endokrine Störung mit doppelseitigem Exophthalmus)
- Fibröse Dysplasie
- oculäre Myositis (Uveitis? BKS?)
- retro-bulbäre Blutung (CCT), einseitig

Enophthalmus der Gegenseite
- Hormer-Syndrom (s. S.130)
- Angeborene Orbitawanddefekte
- Seniler Enophthalmus (Orbitagewebsinvolution)
- Postoperativer-posttraumatischer Enophthalmus
- Pseudoenophthalmus (Ptose, Mikrophthalmus)
- Türk-Stilling-Duane-Syndrom (paradoxe Innervation der inneren Augenmuskeln)

■ Anamnese

Gegenwärtige Beschwerden: Seit wann? In verschiedenen Muskelgruppen oder nur in einem Muskel? Zunahme oder Abnahme der Beschwerden?

Mögliche Begleitsymptome: Minderung der groben Kraft? Muskelatrophie? Allgemeine nervöse Übererregbarkeit? Missempfindungen? Vorausgegangene Nervenläsionen? Unerklärliche Gewichtsabnahme (Verlust an Muskelmasse, z.B. bei AML)

Ursächliche Faktoren: Faszikulieren nur bei Kälte (Normal- bzw. Grenzbefund)? Allgemeine Übererregbarkeit (nervöses Faszikulieren)? Sonstige neurologische Ausfälle bekannt? Ähnliche Symptome in der Familie?

■ Befund

Allgemeinbefund: Körperlicher Untersuchungsbefund.

Neurologischer und Lokalbefund: Faszikulieren bei normaler Raumtemperatur oder in Kälte (normal)? Nur in einem oder in mehreren Muskelgruppen? Mit motorisch sichtbarem Erfolg? Hinweise für eine langsam progrediente, mechanische periphere Nervenläsion (Narben, Verletzungen)? Atrophien im Bereich der faszikulierenden Muskeln? Sensibilitätsstörungen? Dissoziierte Empfindungsstörung (intramedullärer Krankheitsprozess)? Beteiligung der motorischen Hirnnerven (Zungenatrophie)? Reflexsteigerungen im Bereich der unteren Extremitäten? Koordinations- oder Sensiblitätsstörungen?

Psychischer Befund: (Reaktive) depressive Verstimmung?

Faszikulieren der Muskeln

■ Notwendige technische Verfahren

Labor:	Laborstatus, Kreatinin, Fermentuntersuchungen (Myopathie).
Elektromyogramm:	Pathologisch verlängerte Einstichaktivität? Faszikulieren? Fibrillieren? Neurogener Umbau? Riesenpotentiale? Gelichtetes Innervationsmuster?
Lumbalpunktion:	Liquoruntersuchung, Queckenstedt-Versuch (intramedullärer raumfordernder Prozess?), eventuell Myelographie.
Röntgenaufnahmen:	Übersicht des betreffenden Wirbelsäulenabschnittes (Spezialaufnahmen), atlanto-okzipitaler Übergang.

■ Indikationen für gezielte weitere Untersuchungen

Bei Schwierigkeiten der Differenzierung:	Muskelbiopsie
Bei Verdacht auf intraspinalen Tumor	(zervikale) Myelographie, spinale Computer-Tomographie.
Bei Verdacht auf intramedullären Tumor:	NMR

Liste der Krankheiten und Syndrome

Häufige Krankheiten
- Benignes (nervöses) Muskelfaszikulieren
- Amyotrophe Lateralsklerose
- Progressive spinale Muskelatrophie

Weniger häufige Krankheiten
- Intramedullärer Rückenmarktumor
- Syringomyelie
- Stiftgliose
- Zirkulationsstörungen des Rückenmarks (Arteria spinalis anterior-Syndrom)

Seltene Krankheiten
- Zustand nach traumatischen Querschnittsläsionen
- Periphere Läsionen bei langsamer Ummauerung des Plexus oder einzelner Nerven

Fazialisparese

■ Anamnese

Gegenwärtige Beschwerden: Seit wann? Beginn mit Schmerzen (häufig bei rheumatischer Fazialisparese)? Langsame oder rasche Entwicklung? Rückbildungstendenz? ▶ Doppelseitig – Basalmeningitis?

Mögliche Begleitsymptome: Geschmacksstörung (Dysgeusie)? Hyperakusis der erkrankten Seite? Gefühlsstörung? Hörstörung? Unsicherheit beim Gehen?

Ursächliche Faktoren: Vorausgegangener grippaler Infekt? Kälteexposition? Neigung zu Katarrhen? Sinusitis? Ohrschmerzen? Fieber? vorausgegangener Unfall mit Schädelbasis- oder Felsenbeinfraktur? Zeckenbiss in der Anamnese?

■ Befund

Allgemeinbefund: Körperlicher Untersuchungsbefund. Klopfschmerz des Mastoids (Mastoiditis)? Schwellung im Kieferwinkelbereich (Parotistumor)?

Neurologischer Befund: Komplette oder inkomplette Parese? Peripher oder zentral (bei peripherer Parese geglättete Stirn, Stirnrunzeln unmöglich; bei zentraler oder supranukleärer Läsion Stirnrunzeln möglich [gekreuzte Teilinnervation zur Gegenseite]? Nur Mundastschwäche? Lidspaltendifferenz? Nur Lidschlussschwäche? Positives Bell-Phänomen? Konjunktivaler Reizzustand? Störung der Tränensekretion? **Geschmack im vorderen Drittel der Zunge?** ▶ Sensibilitätsstörung im Trigeminusgebiet? Hypästhesie der Hunt-Zone? Kornealreflex (Fazialisparese beachten!)? Unterschied in subjektiven Empfindungen bei Prüfung des Kornealreflexes mit Luftdusche oder Wattebausch? Bläschen im Ohrbereich (Zoster oticus – meist mit Hörstörung und Nystagmus). Motorischer Trigeminusausfall (Abweichen des Unterkiefers bei Mundöffnen und -schließen)? Hörstörung? Hyperakusis? Sonstige Hirnnervenausfälle? ▶ Nystagmus? Augenhintergrund? Reflexdifferenz? Koordinationsstörungen (infratentorieller Tumor, MS)?

Psychischer Befund: Organisches Psychosyndrom?

■ Notwendige technische Verfahren

Labor:	Laborstatus.
Röntgenaufnahmen:	Schädelübersicht in 2 Ebenen, Stenvers (Meatus acusticus internus), NNH, Schüller (Mastoiditis? Sinusitis?).
CCT:	Hypo- oder hyperdense Zone? Kleinhirnschichten, Darstellung des Kleinhirnbrückenwinkels.
Lumbalpunktion:	Meningiale Beteiligung? Basalmeningitis? Borreliose?

■ Indikationen für gezielte weitere Untersuchungen

Bei Hypakusis der erkrankten Seite:	HNO-ärztliche Untersuchung (Audiogramm, thermische Vestibularisprüfung).
Bei Nystagmus:	Elektronystagmographie, rotatorische Vestibularisprüfung.
Bei Verdacht auf infratentoriellen Tumorprozess:	Computertomogramm, NMR bei negativem CCT, evtl. Vertebralisangiographie (stationär).
Bei zentraler Fazialisparese:	Ausschluss eines intrakraniellen raumfordernden Prozesses, Computertomographie, Angiographie.
Bei Verdacht auf extrakranielle Gefäßstenose:	Dopplersonogramm
Bei Schwellung im Unterkieferwinkelbereich:	HNO-ärztliche Untersuchung (Parotis, Parotistumor?).
Bei ungenügender Remission einer peripheren Fazialisparese:	(HNO-ärztliche) Untersuchung auch von der Mundhöhle aus, Tumor?

Fazialisparese

Liste der Krankheiten und Syndrome

Periphere Fazialisparese
- Rheumatische Fazialisparese (Geschmacksstörung im vorderen Zungendrittel, anfangs Hyperakusis auf der gleichen Seite möglich) ▶ Kleinhirnbrückenwinkeltumor (meist mit Sensibilitätsstörungen im Trigeminusgebiet, Abschwächung des Kornealreflexes und Hypästhesie der Hunt-Zone)
- Lokale Druckeinwirkung außerhalb des Kleinhirnbrückenwinkels zwischen Pons und Ganglion geniculi: Parese, Geschmacksstörung, Störung der Tränensekretion; vor Abgang der Chorda tympani: Paese und Gcschmacksstörung; peripher davon nur Parese)
- Mastoiditis (Fieber und Druck- oder Klopfschmerz des Mastoids)
- Parotitis bzw. (maligner) Parotistumor (Schwellung im Unterkieferwinkelbereich, keine Geschmacksstörung)
- Restzustand nach früherer peripherer Fazialisparese
- ▶ Meningitis bzw. Meningoenzephalitis mit doppelseitiger Fazialisparese
- Morbus Boeck
- Zustand nach lokaler Operation (z.B. Otosklerose-Operation).
- Zoster oticus (Ohrenschmerzen)
- entzündliches Kleinhirnbrückenwinkelsyndrom
- Zustand nach lokalem Trauma (meist Hämatomreste sichtbar)
- ohne Geschmacksstörung: Borreliose
- Himstamminsult (meist weitere Hirnnerven betroffen, gekreuzte Symptomatik)

Zentrale Fazialisparese
- Zerebrale Ischämie
- Supratentorieller intrakranieller raumfordernder Prozess (Hirntumor, subdurales Hämatom)

Sonstige Ursachen
- Gesichtsasymmetrie
- Asymmetrische Innervation der mimischen Muskulatur
- Melkerson- Rosenthal-Syndrom (rezidivierende Parese, rüsselförmige Schwellung der Oberlippe, Faltenzunge)

> ***Krankenhauseinweisung notwendig bei***
> - entzündlichem Liquorbefund
> - zentraler Fazialisparese
> - doppelseitiger peripherer Fazialisparese

Fußschmerzen

■ Anamnese

Gegenwärtige Beschwerden: Seit wann: Belastungsabhängig (Gymnastik, Jogging)? Ausstrahlungen? Ruheschmerz? Zwangsweises Aufstehen in der Nacht (Kühlen) bei restless legs?

Mögliche Begleitsymptome: Schwellung? Kältegefühl? Beweglichkeitseinschränkung? Überempfindlichkeit?

Ursächliche Faktoren: Frakturen oder Traumatisierungen des Fußes in der Vorgeschichte?

■ Befund

Allgemeinbefund: Körperlicher Untersuchungsbefund, RR?

Neurologischer und Lokalbefund: Fußpulse? Deformitäten? Schmerzprovokation durch Druck auf den Tarsaltunnel (medio-dorsal des Innenknöchels) oder im Bereich der Fußsohle (Thrombophlebitis?)? Sensibilitatsstörungen? Druckschmerz der Endäste des N. peronaeus? Reflexe? Motorik? Druckschmerz im Interphalangealspalt (Morton Metatarsalgie)? Durch Druck auf Fußsohle oder Fußrücken auslösbar?

Psychischer Befund: Aggravation?

■ Notwendige technische Verfahren

Labor:	Laborstatus
Röntgenaufnahmen:	Skelettaufnahmen, Einschlagaufnahme der Füße

■ Indikationen für gezielte weitere Untersuchungen

Bei Verdacht auf arterielle Verschlusskrankheit:

Arterio-Oszillogramm der Beine, eventuell Arteriographie

Bei Verdacht auf Polyneuropathie:

Elektromyogramm, Elektroneurographie.

Liste der Krankheiten und Syndrome

Häufige Krankheiten
- Diabetes, Kollagenose, Alkoholmissbrauch
- Fußdeformitäten, Gelenkdeformierungen
- Arterielle Verschlusskrankheiten (Claudicatio, Hauttemperatur herabgesetzt)
- Polyneuropathie (auch asymmetrisch, Schwerpunktspolyneuropathie), Reflexe? Elektroneurographie? Vibrationsempfinden?

Weniger häufige Krankheiten
- Tarsaltunnelsyndrom (oft auch posttraumatisch nach Zerrung und Hämatombildung)
- M. Raynaud
- Engpass-Syndrome: Tarsaltunnelsyndrom (Druckschmerz unterhalb des medialen Knöchels), Kompression des N.superticialis medialis (Endast des N. peronaeus), Druckschmerz etwas vor und unterhalb des lateralen Knöchels
- Morton-Metatarsalgie

Seltene Krankheiten
Synovaliom (Schmerzhaftigkeit der Fußsohle mit Taubheitsgefühl und Elektrisieren)

Gaumensegelparese

■ Anamnese

Gegenwärtige Beschwerden: Spontan oder erst bei Untersuchung aufgefallen (Verschlucken, näselnde Sprache)? Zunahme der Beschwerden? Plötzliches Auftreten (vaskuläre Ursache)?

Mögliche Begleitsymptome: ► Schluckstörungen (Vagusausfall, einseitig)? Aphonie (einseitige Stimmbandlähmung bei Ausfall des M. vagus)? Kopfschmerzen, lokale Schmerzen (Tumoren der knöchernen Schädelbasis, intrakranielle Tumoren, Pharynxtumoren)?

Ursächliche Faktoren: Vorausgegangene maligne Erkrankung (lokale Metastasen)? Frühere zerebrale Ischämie (Durchblutungsstörung, Pseudobulbärparalyse)?

■ Befund

Allgemeinbefund: Körperlicher Untersuchungsbefund.

Neurologischer Befund: Sensibilitätsstörung am hinteren Zungendrittel und im weichen Gaumen (Ausfall des N. glossopharyngeus)? Geschmacksstörungen (N. glossopharyngeus)? Schluckstörungen, Würgereflex? Rekurrenslähmung (Vagusausfall)? Sonstige Hirnnervenstörungen (Abduzens, Trigeminus, Fazialis)? ► Nystagmus? ► Blickparesen (Durchblutungsstörungen im Hirnstamm- und Kernbereich)? Peripher-neurologischer Befund? Reflexdifferenzen?

Psychischer Befund: Aggravation (phonischer Hustenstoß bei Aphonie)?

■ Notwendige technische Verfahren

Labor: Laborstatus.

Röntgenaufnahmen: Schädelübersicht in 2 Ebenen, Schädelbasis, Thoraxübersicht (Metastasen?).

CCT:	Hypo- oder hyperdense Zone, Knochendestruktion (Schädelbasis).
HNO-ärztliche Untersuchung des Pharynx:	Würgereflex, Sensibilitätsstörungen im hinteren Zungendrittel und am weichen Gaumen bei Ausfall des N. glossopharyngeus?

■ Indikationen für gezielte weitere Untersuchungen

Bei Verdacht auf basalen Tumorprozess:	Schichtaufnahmen der Basis, Computertomogramm.
Bei Verdacht auf destruierenden Knochenprozess der mittleren Schädelgrube:	Knochenszintigramm, Schichtaufnahmen der Schädelbasis, evtl. NMR.
Bei Verdacht auf asymmetrische Neuritis:	Lumbalpunktion, Liquoruntersuchung.
Bei Verdacht auf mediastinalen Prozess:	Thoraxübersicht, Tomographie des Mediastinums, evtl. Mediastinoskopie.

Liste der Krankheiten und Syndrome

- Tumoren der knöchernen Schädelbasis
- Tumoren der mittleren Schädelgrube, vom Hirn oder den Hirnhäuten ausgehend (Gliom, Meningiom, Neurinom)
- Tumoren der hinteren Schädelgrube (Druckwirkung)
- Progessive Bulbärparalyse
- Pharynxtumoren
- Gefäßmissbildungen (Angiom)
- Abortive Pseudobulbärparalyse (Durchblutungsstörung im Hirnstammbereich)
- Lokale „Neuritis" (virusbedingt, Diabetes)

Geschmacksstörungen

■ Anamnese

Gegenwärtige Beschwerden: Seit wann aufgefallen? Erst bei Untersuchung festgestellt? Beidseitig? Für alle Qualitäten (süß, sauer, bitter, salzig)?

Mögliche Begleitsymptome: Geruchsstörung? Rhinitis? Stomatitis?

Ursächliche Faktoren: Medikamenteneinnahme?

■ Befund

Allgeineinbefund: Körperlicher Untersuchungsbefund.

Neurologischer Befund: Geschmacksprüfung (süß, sauer, salzig, bitter)? Geruchsprüfung? Sensibilitätsstörung an der Rachenhinterwand (N. glossopharyngeus)? Sonstige Hirnnervenausfälle? Augenhintergrund? Peripherneurologischer Befund? Pyramidenbahnzeichen? Sensibilitätsstörungen?

Psychischer Befund: Aggravation? Simulation?

■ Notwendige technische Verfahren

Labor:	Laborstatus.
Röntgenaufnahmen:	Schädelübersicht in 2 Ebenen. Schädelbasis, eventuell Schichtaufnahmen.
CCT:	mit Schädelbasisschichten.

■ Indikationen für gezielte weitere Untersuchungen

Bei Verdacht auf Simulation und unklarem Befund:	Elektrische Geschmacksprüfung, HNO-ärztliche Untersuchung.
Bei Verdacht auf Schädelbasisprozess:	Computertomogramm, NMR.

Liste der Krankheiten und Syndrome

- Lokale Schleimhautveränderungen, Anazidität, Reflux-Ösophagitis
- Vitamin B-12-Mangel, Eisenmangel
- Lokaler Tumorprozess
- Depression
- Zustand nach grippalem Infekt
- Zustand nach schwerer Hautverbrennung
- Zahnprothesen (meist gleichzeitige Depression)
- Medikamenteneffekt: Beobachtet bei verschiedenen Formen von Neuroleptika; Phenindione (Antikoagulans); Penicillamin; Oxyfedrinehydrochlond; 5-Mercaptopyridoxal; Acetylsalicylsäure; Clofibrate; Lincomycin; Griseofulvin; Tranquillizer; Biguanide, Chloramphenicol; Laevodopa; Ethambutol; Bamifyllin; Thiamazol (Thyreostatikum); Phenylbutazon; Amphotericin B; Griseofulvin; Azathioprin; Chlormezanon; Carbamazepin
- Idiopathische Geschmacksstörungen (mit Hyposmie und Dysosmie), Genese unbekannt
- Foramen-Jugulare-Syndrom
- Missempfindungen durch Zahnprothesen?
- idiopathische Hypogeusie (Rezeptorenstörung mit Dysphagie, Hyposmie und Dysosmie (selten))
- im Rahmen einer (schweren) Polyneuropathie (meist Beteiligung der Hirnnerven)

Gesichtsfeldausfälle

■ Anamnese

Gegenwärtige Beschwerden: Seit wann Anstoßen an Türrahmen oder Anrempeln entgegenkommender Personen (nur an einer Seite homonym; wechselseitig – heteronym)? Unsicherheit beim Gehen?

Mögliche Begleitsymptome: (Früher) ► Sehstörungen? ► Visusminderung im verbliebenen Gesichtsfeldrest (raumfordernder Prozess)? Kopfschmerzen? Anfallsartige Augenschmerzen (Glaukom)? ► Gefühlsstörungen, motorische Ausfälle (Enzephalomalazie)? Endokrine Ausfälle (Potenzstörungen, Regelstörungen Amenorrhoe, verminderter Bartwuchs)?

Ursächliche Faktoren: Früher Durchblutungsstörungen? Herzfehler bekannt (Embolie)?

■ Befund

Allgemeinbefund: Körperlicher Untersuchungsbefund. Blässe? Behaarung?

Neurologischer Befund: Orientierende Gesichtsfelduntersuchung. Arzt und Patient sitzen einander im Abstand von ca. 1,5 m gegenüber; beide schließen ein jeweils gegenüberliegendes Auge; der Untersucher prüft durch Finger- und Handbewegungen das Gesichtsfeld und vergleicht (bei Handbewegungen in der Mitte zwischen ihm und dem Patienten) die Gesichtsfeldgrenzen mit denen des eigenen – gesunden – Auges. Bei Verdacht auf Simulation: Beobachtung, ob der Patient (bei homonymer Hemianopsie) den Kopf zur Seite der Hemianopsie gedreht hält (Ausgleich)! Homonyme Hemianopsie (nach rechts oder links)? Heteronyme (bitemporale oder binasale) Hemianopsie? Quadrantenanopsie? Sektorenförmiger Ausfall bei Netzhautdurchblutungsstörung? Reflexdifferenzen? ► Fundus (Optikusatrophie)? Sonstige Hirnnervenstörungen? ► Anosmie (frontaler Tumor)?

Psychischer Befund: Organisches Psychosyndrom? Aggravationstendenz?

■ Notwendige technische Verfahren

Labor:	Laborstatus.
Röntgenaufnahmen:	Schädelübersicht in 2 Ebenen (Selladestruktion? Verkalkung?). Thoraxübersicht.
Computer-Tomogramm:	Hypo- oder hyperdense Zone? Sellaschichten, Orbitaschichten, Schädelbasis!
Augenärztliche Untersuchung:	Gesichtsfeldbestimmung. Prüfung der hemianopischen Pupillenreaktion (Belichten des hemianopischen Gesichtsfeldbezirkes führt noch zu einer Pupillenreaktion, wenn die Läsion hinter der Abzweigung der Pupillenbahn zum Corpus geniculatum laterale liegt). Augendruck. Visusbestimmung im Gesichtsfeldrest.
EEG:	Allgemeinveränderung? Herdbefund?
Dopplersonographie:	Stenose der zum Hirn führenden Gefäße?

■ Indikationen für gezielte weitere Untersuchungen

Bei deutlichem ▶ Psychosyndrom bzw. einsetzender ▶ Bewusstseinstrübung:	LP mit Liquoruntersuchung, Angiographie (evtl. falls CCT mit und ohne Kontrast unauffällig). NMR.
Bei pathologischen Röntgenaufnahmen oder pathologischem CCT:	NMR oder Karotisangiographie.
Bei unauffälligem CCT:	NMR.

Liste der Krankheiten und Syndrome

Homonyme Hemianopsie (homonyme Quadrantenanopsie)
- ▶ Enzephalomalazie mit Einbeziehung des Tractus opticus (zentral vom Chiasma opticum)
- Temporale und okzipitale Tumoren, Hirnmetastasen bei (bekanntem) Malignom
- Embolien
- Zustand nach perinataler Hirnschädigung
- Zustand nach Hypoxie (Blutdruckabfall, starke Anämie)
- ▶ Glaukom
- Zustand nach Contusio cerebri
- Zustand nach Enzephalitis
  - ▶ Vortäuschung durch Netzhautablösung (einseitige Hemianopsie; selten) oder Verschluss eines Astes der A. centralis retinae

Heteronyme Hemianopsie (heteronyme Quadrantenanopsie)
Bitemporale Hemianopsie oder Quadrantenanopsie
- Hypophysenadenom mit suprasellärer Ausdehnung, einseitige Amaurose spricht für einen ausgedehnten Tumor
- Andere destruierende Sellaprozesse
- Suprasellärer Tumoren mit Kompression des Chiasma opticum von hinten (Quadrantenanopsie als Vorstadium)

Binasale Hemianopsie oder Quadrantenanopsie
- Olfaktoriusmeningiom, frontales Meningiom oder Neurinom
- Tumorprozesse, die von vorne auf das Chiasma opticum einwirken
- Netzbautablösung oder andere Retinaläsionen

■ Anamnese

Gegenwärtige Beschwerden: Beginn zahnschmerzähnlich? Ausbreitung (Abb. 5)? Anfallsweiser oder Dauerschmerz? – **Auslösung durch:** Kälte (Trigeminusneuralgie)? Berührung? Kauen (Costen-Syndrom)? Rasieren? Druck auf bestimmte Stellen (Triggerzonen)? Schlucken (Glossopharyngeusneuralgie? Dabei Kopfneigung zur Gegenseite)? – **Überempfindlichkeit in einem bestimmten Bereich** (Trigeminusneuralgie)? Schmerzprojektion in oder hinter das Auge (Glaukom)? Doppelseitige, von äußeren Faktoren unabhängige, relative konstante Schmerzen (psychogen)?

Mögliche Begleitsymptome: Gerötetes Auge oder einseitiges Nasenlaufen im Schmerzanfall (Bing-Horton-Syndrom)? Schwellung im Gesichtsbereich (Sinusitis)? ▶ Hautveränderungen (Herpes zoter)? Hypästhesie im Schmerzgebiet (Tumor)? Stimmungschwankungen, Schlafstörungen, Depressivität (psychogene Auslöung)? Schleimhautveränderungen an Zunge oder Lippen (Herpes labialis)? Herpesbläschen im Gesichtsbereich? Kopfschmerzen (atypische Migräne)? Geschmacksstörungen? Geruchsstörungen? Nasensekretion? Ophthalmoplegie (Sinus:Cavernosus-Syndrom)?

Ursächliche Faktoren: Vorausgegangener Schnupfen oder grippaler Infekt (Sinusitis)? Frühere Gesichtsverletzungen (Narbenneurom)? Vorausgegangene Nebenhöhlenoperationen?

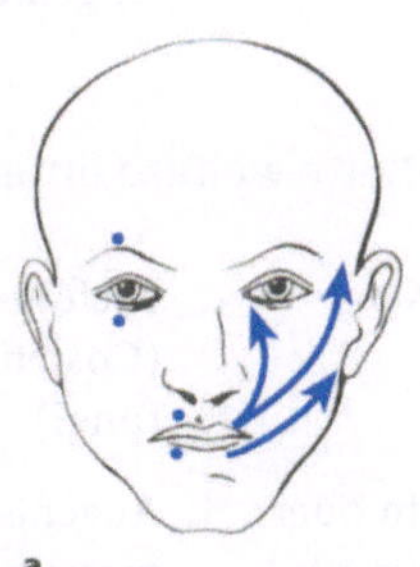
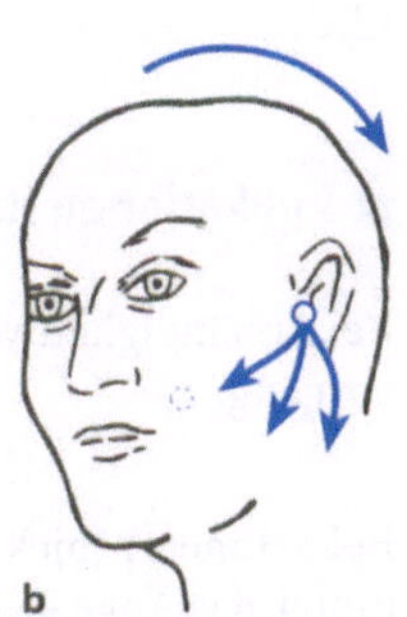

Abb. 5a, b. Schmerzausstrahlung bei Trigeminusneuralgie und Glossopharyngicusneuralgie.
a Schmerzausstrahlung (linke Gesichtsseite) und Triggerpunkte (rechte Gesichtsseite).
b Triggerpunkte: Tonsillenbett, Attacke durch Schlucken ausgelöst

Gesichtsschmerzen

■ Befund

Allgemein und Lokalbefund: Körperlicher Untersuchungsbefund. Tastbare Knochenveränderungen des Gesichstsschädels? NAP druckschmerzhaft? Kopfschmerz im Bereich der Nasennebenhöhlen? Rötung der Bindehaut (einseitig)? Beweglichkeit des Unterkieferköpfchens bei Mundöffnen normal (tastbar) schiefe Zahnreihe bei Mundöffnen?

Neurologischer Befund: Triggerzone? Sensibilitätsstörung? Kornealreflex? Augenhintergrund? Pupillen- und Augenmotorik? Hörstörung? Nystagmus? Halbseitenzeichen? Reflexe? Koordination? Exophthalmus?

Psychischer Befund: Depressive Verstimmung (mangelhafte Beteiligung bei der Beschwerdeschilderung)?

■ Notwendige technische Verfahren

Labor:	Laborstatus.
Röntgenaufnahmen:	Schädelübersicht in 2 Ebenen, Nebenhöhlen (Sinusitis).
CCT:	Hypo- oder hyperdense Zone? Kleinhirnbrückenwinkel?
EEG:	Allgemeinveranderung? Herdbefund?

■ Indikationen für gezielte weitere Untersuchungen

Bei Abhängigkeit vom Kauvorgang:	Kiefergelenksfunktionsaufnahmen (Costen-Syndrom, Kapselschrumpfung?).
Bei Schmerzprojektion in oder hinter das Auge ▶ Glaukom):	Augenärztliche Untersuchung, Druckmessung.

Bei Verdacht auf Sinusitis (Druckschmerz der NAP, lokale Schwellung):	HNO-ärztliches Konsil.
Bei Verdacht auf psychogene Auslösung:	Psychiatrisches Konsil.
Bei neurologischen Auffälligkeiten:	Liquoruntersuchung (Eiweißerhöhung bei Neurinom). CCT, NMR, evtl. Angiographie.

Liste der Krankheiten und Syndrome

Häufige Krankheiten

- **Idiopathische Trigeminusneuralgie** (anfallsartig, attackenweise auftretender Schmerz, meist im zweiten und dritten Trigeminusast, häufig mit Hyperpathie, **aber keine neurologischen Ausfälle**)
- Psychogene Gesichtsschmerzen (diffus, meist stirnbetont, wechselnd unbeteiligt geschildert)
- Sinusitis (Nasennebenhöhlen, Katarrh)
- Atypischer Zahnschmerz, Pulpitis, andere Zahnerkrankungen

Weniger häufige Krankheiten

- Herpes zoster bzw. Zosterneuralgie (vorausgegangene oder sich entwickelnde Hauteruptionen), Dauer-Brennschmerz
- Costen-Syndrom (Abhängigkeit von Kieferbewegungen, Druckschmerz des Kiefergelenkes!)
- Narbenbildung nach Gesichtsschädelverletzung
- Knochenprozesse des Gesichtsschädels und der Schädelbasis

Seltene Krankheiten

- Bing-Horton-Syndrom (gerötetes Auge, einseitige Nasensekretion), Migränenamnese
- Glossopharyngeusneuralgie (Abhängigkeit der Schmerzattacke vom Schlucken, häufig Kopfschiefhaltung mit Neigung zur gesunden Seite), Triggerzone in der Tonsillengegend

Gesichtsschmerzen

- Intermediusneuralgie (Gesichtsschmerz mit Ausstrahlungen in das Ohr)
- Sluder-Neuralgie: „Schnupfen" und brennende Schmerzen an der Nasenwurzel, der Nase und dem Gaumensegel
- Charlin-Neuralgie: Rotes Auge, Schmerzen im Nasenflügel und medialen Augenwinkel, hier auch Druckschmerz (N. naso-ciliaris)
- Hunt-Neuralgie; Schmerz im Trommelfellbereich sowie im äußeren Gehörgang und in der Ohrmuschel, evtl. mit Dysgeusien und Speichelfluss
- Reader-Syndrom: Trigeminusneuralgie mit Miose, Ptose und Enophthalmus
- Auricularisneuralgie. Subokzipitale Schmerzen mit Ausstrahlung in den Kehlkopf
- Sinus-Cavernosus-Syndrom
- Styloid-Syndrom (Schmerzen in der Zunge und im lateralen Rachen, Verstärkung beim Schlucken)
- Speichelsteine

◼ Anamnese

Gegenwärtige Beschwerden: Lokalisiert? Schmerzausstrahlung nach zentral? Nächtliche Schmerzverstärkung? Schmerzcharakter (dumpf, brennend oder neuralgieform?)?

Mögliche Begleitsymptome: Armschmerzen, Nackensteifigkeit? Radikuläre Störungen im Bereich des Armes?

Ursächliche Faktoren: Traumatisierungen der Hand oder des Handgelenkes? Rheumatische Erkrankung?

◼ Befund

Allgemein- und Lokalbefund: Körperlicher Untersuchungsbefund: Blutdruckdifferenz? Pulsdifferenz? Gelenkdeformierungen? Hauttemperatur?

Neurologischer Befund: Spreizen? Faustschluss? Trophik? Druckschmerz? Druck- oder Flektionsschmerz im Bereich des Handgelenkes (Karpaltunnelsyndrom)? Muskelatrophien?

Psychischer Befund: Aggravation? Depression? Beschwielung (Gebrauchshand?)?

◼ Notwendige technische Verfahren

Labor:	Laborstatus.
Röntgenaufnahmen:	Einschlagaufnahme der Hände, Aufnahmen des Karpaltunnels.

◼ Indikationen für gezielte weitere Untersuchungen

Bei Pulsunterschieden bzw. Blutdruckunterschieden:	Artero-Oszillogramm, Doppler-Sonographie.

Handschmerzen

Bei Verdacht auf Engpass-Syndrom:

Elektromyogramm, Elektroneurographie.

Liste der Krankheiten und Syndrome

Häufige Krankheiten
- Karpaltunnelsyndrom (Flexionsschmerz, Daumenballenatrophie)
- Loge-de-Guyon-Syndrom (Schmerzausstrahlung in die ulnare Handfläche)
- Polyneuropathie, schwerpunktmäßig betont
- Polyartritis, Gelenkveränderungen
- Dupuytren'she Kontraktur

Seltene Krankheiten
- M.Raynaud
- Cheiralgia parästhetica (Sensibilitätsstörung lateral am Daumenendglied, lateraler Endast des R. superficialis n. radialis)

◼ Anamnese

Gegenwärtige Beschwerden: Seit wann? Plötzliches Auftreten mit Rückbildungstendenz? Langsamere Entwicklung mit weiterer Progression? Was ist gelähmt?

Mögliche Begleitsymptome: Herzbeschwerden? Sehstörungen (extrakranieller Karotisverschluss)? Nackensteifigkeit (Schwellungsreaktion, intrakranielle Raumforderung, Meningitis, Hirnabszess)? Heißhunger, mangelhafte Nahrungszufuhr (Hypoglykämie)? ▶ Starke, teilweise klopfende Kopfschmerzen (hypertone Krise, Phäochromozytom)? Intrazerebrale oder subarachnoidale Blutung? Armbetonte oder beinbetonte Halbseitenlähmung? Facialisbeteiligung? ▶ Doppelbilder (Abduzensschwäche bei Schwellungsreaktion)? Früher neurologische Ausfälle (flüchtig, bleibend, voll reversibel)? Falls ja, tageszeitliche Bindung der früheren und des jetzigen Ereignisses (postprandiale Hypoglykämie)?

Ursächliche Faktoren: In letzter Zeit Schädelunfall (subdurales Hämatom)? Rhythmusstörungen, Herzbeschwerden, ▶ Herzgeräusche, ▶ Herzfehler bekannt, Stenokardien, Angstgefühl? ▶ Herzinfarkt (Embolie nach Herzinfarkt meist am 3.–5. Tag)? Hypertonus bekannt, – zu starke – antihypertensive Therapie? Unregelmäßige oder ungenügende Digitalisierung bei manifester Herzinsuffizienz? Hypoglykämie? Insulin- oder Antidiabetikadosierung? Hirnorganisches Anfallsleiden bekannt (postiktale Parese)? Fokale Anfälle vorausgegangen (Hirnmetastasierung; Mediathrombose)? Fieber, Tachykardie, vorausgegangene rheumatischc Erkrankungen (Endokarditis mit bakterieller Embolie)? Sehstörungen (Amaurosis fugax, Hemianopsie?)?

◼ Befund

Allgemeinbefund: Körperlicher Untersuchungsbefund. Blutdruckdifferenz?

Neurologischer Befund: Komplette oder inkomplette Hemiparese? Monoparese eines Beines oder eines Armes? Armbetonung oder Beinbetonung einer Hemiparese? Fazialisbeteiligung? Hemiparese ganz oder teilweise noch schlaff (frische zentrale Parese)? Oder spastisch (ältere Parese)? Zirkumduktion des Beines beim Gehen? Hirnnervenausfälle? Augenhintergrund? Hörstörung? Nur motorische oder auch sensible Ausfälle? Gekreuzte Symptomatik (Wallenberg-Syndrom)? Bewusstseinslage? Aphasie? Meningismus? Sehstörungen?

Psychischer Befund: Organisches Psychosyndrom, Desorientierung, Aphasie? Aggravation? Dissimulation?

■ Notwendige technische Verfahren

Labor:	Laborstatus, Blutzucker. Glukosebelastung mit verlängerter Blutzuckerabnahme, BKS (Arteriitis).
CCT:	Hyperdense Zone (Blutung, Tumor)? Hypodense Zone (kann in den ersten Tagen nach Ischämie fehlen!)? Änderung nach Kontrastanhebung? Verlaufskontrolle! Evtl. NMR.
EKG:	Rhythmusstreifen (Rhythmusstörungen? Koronare Durchblutungsstörungen? Herzinfarkt?).
Röntgenaufnahmen:	Schädelübersicht in 2 Ebenen (Pinealisverlagerung?), Thoraxübersicht (Herzfigur, Herzklappenfehler?).
Lumbalpunktion:	Liquoruntersuchung (blutig, trüb, klar?). Nur wenige Tropfen entnehmen (s.S. 155).
EEG:	Allgemeinveränderung? Herdbefund? Gesteigerte zerebrale Erregbarkeit?
Dopplersonogramm:	Strömungsminderung oder -umkehr bei extrakranieller Stenose oder Verschluss. Duplexsonographie, inkranieller Doppler.

■ Indikationen für gezielte weitere Untersuchungen

► Bei zunehmender Bewusstseinsverschlechterung und ► Zunahme der neurologischen Symptome:

CCT- Kontrolle (mit und ohne Kontrastanhebung), Kontrolle des Dopplers (Duplexsonographie), dann evtl. Angiographie.

Bei Nachweis einer **hämodynamisch wirksamen** extrakraniellen Stenose (oder Verschluss -Dopplersonogramm) **nach** Restitution oder weitgehender Besserung der neurologischen Ausfälle, wenn Alter, Allgemeinzustand und sonstige Komplikationen (Übergewicht, maligne Erkrankung, schwere Stoffwechselstörung) einen gefäßchirurgischen Eingriff an der Karotis zulassen.

Digitale Suptraktionsangiographie (DSA): Darstellung der Halsarterien. Bei pathologischem Befund nach Rücksprache mit Gefäßchirurgen (operationswürdiger Befund) Serienangiographie.

Beim Nachweis eines raumfordernden Prozesses durch Computertomographie.

Angiographie und/oder neurochirurgisches Konsil. NMR.

Bei Verdacht auf Embolie.

EKG, Monitorüberwachung (mindestens der Pulsfrequenz), internistisches Konsil: Ultraschalluntersuchung des Herzens (Mitralklappenprolaps?). Eventuell Langzeit-EKG (Rhythmusstörungen). sorgfältige, am Tage mehrfach wiederholte gründliche Auskultation (Herzgeräusch, gelegentlich nur für Stunden auskultierbar)?

Liste der Krankheiten und Syndrome

Auf ein Gefäßgebiet zu beziehende Syndrome
- **Armbetonte Hemiparese** mit Fazialisbeteiligung oder **Monoparese des Armes** (oft distal betont), bei Befall der dominanten Hemisphäre mit Aphasie, deutliches Psychosyndrom = **Mediasyndrom** (Totalverschluss, Astverschluss)
- **Beinbetonte Hemiparese** (meist ohne Sensibilitätsstörungen) oder **Monoparese des Beines**, Psychosyndrom (bis zum Stupor), meist keine Sensibilitäts- oder Sprachstörungen = **Anteriorsyndrom**
- **Hemiparese ohne psychische Veränderungen mit langsamer Entwicklung**, später Orientierungsstörungen, sensible und motorische Ausfälle, Sehstörungen bis zur ipsilateralen Erblindung = **extrakranieller Karotisverschluss**
- **Rezidivierende flüchtige Symptome**, mit Ablauf der Zeit an Intensität und Ausbreitung zunehmend, häufig mit Wortfindungsstörungen beginnend, gelegentlich kurzfristiges Durchgangssyndrom = Syndrom der extrakraniellen Karotisstenose
- **Tetraplegie** (und Tetrahypästhesie), danach akutes Mittelhirnsyndrom = Basilarissyndrom bei Basilaris- oder Basilarisastverschluss, Übergang in apallisches Syndrom möglich (Basilaristhrombose)
- **Hemiparese mit Sensibilitätsstörungen** und gleichseitigen **Hirnnervenausfällen** (Basilaristeilsyndrom, paramedianes Medulla oblongata-Syndrom)
- **Hemihypästhesie** (ohne Gesicht, dissoziiert), eventuell motorische Störungen der Gegenseite, dazu **Nystagmus** und **gegenseitige Hirnnervenausfälle** = Wallenberg-Syndrom, laterales Medulla oblongata-Syndrom
- **Distal betonte Hemiparese ohne Sensibilitätsstörungen** (selten kontralaterale dissoziierte Empfindungsstörung), gegenseitige Fazialis- und Abduzensparese, gelegentlich Blickparese = Brückenhaubensyndrom
- **Hemiparese und Hemiataxie**, gefolgt von **Hemichorea** oder **Hemiathetose**, gegenseitige Okulomotoriusparese = Nucleus ruber-Syndrom als Basilaristeilsyndrom

- **Hemihypästhesie** (gelegentlich dissoziierte Ausfälle), **kontralaterale Ataxie** und Trigeminusausfälle = laterales Brückensyndrom auf der Seite der Ataxie
- **Armbetonte Hemihypästhesie und Hemianopsie** zur Seite der Parese (keine Aphasie) = Arteria chorioidea anterior-Syndrom
- **Armbetonte Hemiparese, mit Hemianopsie** zur Seite der Parese, bei rechtsseitiger Hemiparese Aphasie = Arteria Sylvii-Syndrom

Begünstigende Faktoren für das Auftreten einer Enzephalomalazie
Kombination von Arteriosklerose und Stoffwechselstörungen (vor allem Hypoglykämie), z.B. bei zu starker antidiabetischer Therapie, verlängerter Nüchternheit. Übergewicht, Hypertonie

Häufige Krankheiten
- Ischämischer Hirninfarkt (CCT oft erst nach Tagen pathologisch).
- Intracerebrales Haematom bei Hypertonie oder Gefäßmissbildung (blutiger Liquor, Hyperdensität im CCT?)
- Posttraumatisches epidurales, subdurales oder intracerebrales Haematom
- Hirnvenen- oder Hirnsinusthrombose (Liquor leicht blutig, Psychosyndrom, generalisierte Anfälle, CCT)

Weniger häufige Ursachen
- Hirntumor mit Tumorblutung ▶ akute Schwellungsreaktion (CTT).
- Hirnabszess
- Encephalitis, Meningoencephalitis
- Hirnmetastasen (vor allem Bronchial- und Mammacarzinom)
- ▶ Hirnembolie bei Endocarditis oder nach Herzinfarkt (3.–5.Tag)
- Thromboembolie bei Mitralvitium oder Mitralklappenprolaps (Rhythmusstörungen Herzfigur?)

Seltene Krankheiten
- Drogenintoxikation (nach Heroin i.v. bei jugendlichen Drogensüchtigen
- Vaskuläre Form der Lues cerebro-spinalis
- Subdurales Empyem
- Fettembolie nach Röhrenknochenfraktur

Hemiparese

- Postiktale Parese
- Akuter erster Schub einer Multiplen Sklerose (meist vorherrschend Ataxie)
- Polyzytämia vera oder essentielle Thrombozytämie (lokale Thrombose)
- Arteriitis, L. Erythematodes, Sarkoidose

■ Anamnese

Gegenwärtige Beschwerden: Seit wann? Einseitig oder doppelseitig? Ohrgeräusche?

Mögliche Begleitsymptome: Schwindel? Drehschwindel? Unsystematisierter Schwindel? Kopfschmerzen?

Ursächliche Faktoren: Vorausgegangene länger dauernde Antibiotikabehandlung (Vestibularis- und Akustikusschädigung)? Vorausgegangene Mittelohrentzündung? Lärmschädigung (Arbeitsplatz, Musik)? Schädeltrauma (Felsenbeinfraktur)? Fieber (Otitis)?

■ Befund

Allgemein- und Lokalbefund: Körperlicher Untersuchungsbefund. ▶ Klopfschmerz des Mastoids? Trommelfellinspektion.

Neurologischer Befund: Hörprüfung: Rinne-Versuch: Knochenleitung (Stimmgabel auf dem Warzenfortsatz) wird mit der Luftleitung (Stimmgabel vor dem äußeren Gehörgang) verglichen. Beim Gesunden Luftleitung länger als Knochenleitung (= Rinne positiv), negativer Rinne = Schalleitungs-(Mittelohr-)schwerhörigkeit.
Weber-Versuch: Eine auf den Scheitel aufgesetzte Stimmgabel (A2a-2) wird symmetrisch oder überall gehört, eine Lateralisation zur Seite der Hörstörung bedeutet Schalleitungsschwerhörigkeit, Lateralisation zur gesunden Seite bedeutet Schallempfindungsschwerhörigkeit (Innenohrschwerhörigkeit).
Sensibilitätsstörung in der Hunt-Zone (Ohrläppchen und Gebiet vor der Ohrmuschel)? Kornealreflex symmetrisch? Nystagmus? Fundus? Fazialisinnervation? Sonstige Hirnnervensymptome? Peripher-neurologische Ausfälle, Ataxie?

Psychischer Befund: Aggravation? Organisches Psychosyndrom (Hydrozephalus)?

Hörstörung

Notwendige technische Verfahren

Labor:	Laborstatus.
Röntgenaufnahmen:	Schädelübersicht in 2 Ebenen (Sella, Pinealis); Stenvers (Felsenbeindestruktion? Seitendifferenz des Porus acusticus internus?) Schüller (Mastoiditis?).
CCT:	Pathologischer Befund im Bereich des Kleinhirnbrückenwinkels oder Felsenbeins (dünne Schichten), Kontrastanhebung! Evtl. NMR.
HNO-ärztliche Untersuchung:	Elektroakustische Hörstörung (Audiogramm); thermische Vestibularisprüfung.
Elektronystagmographie:	Ausschluss einer vestibulären Asymmetrie.
AEP:	Akustisch evozierte Potentiale, Seitendifferenz, Wegfall einzelner Potentiale?
Lumbalpunktion:	Liquoruntersuchung (Eiweißerhöhung, Akustikusneurinom?).

Indikationen für gezielte weitere Untersuchungen

Bei pathologischem Computertomogramm:	NMR, Vertebralisangiographie.
Bei Nystagmus:	Thermische und rotatorische Vestibularisprüfung.
Bei Verdacht auf Kleinhirntumor (Ataxie):	CCT-Kontrolle, Kleinhirnschichten, Kontrastanhebung. Evtl. Vertebralisangiographie.

Liste der Krankheiten und Syndrome

Häufige Krankheiten

- Otosklerose (meist symmetrische Hörstörung, oft mit Ohrgeräuschen, Pfeifen, Summen, Zischen
- Zustand nach (beidseitiger) Otitis media oder frische Otitis (Narben, Fieber und Klopfschmerzhaftigkeit)
- Tubenkatarrh (nach rascher Überwindung großer Höhendifferenzen), vorausgegangene Erkältung
- Gehörgangsverschluss durch Tumor, Ekzem oder Zerumen (Lateralisation in das kranke Ohr)
- ▶ Akuter Hörsturz in Sekunden oder Minuten (stationäre Einweisung!)

Weniger häufige Krankheiten

- Lärmschädigung (Arbeitsplatz?)
- Antibiotikaschaden (Kanamycin, Streptomycin, Aminoglykoside)
- ▶ Akustikusneurinom (einseitige Hörstörung mit Lateralisation in das gesunde Ohr, vestibuläre Untererregbarkeit, Liquoreiweißerhöhung)
- Andere Kleinhirnbrückenwinkeltumoren (Cholesteatom, Meningiom)
- Morbus Ménière (abgelaufen), Schwindel im Vordergrund – meist Drehschwindelanfälle, gleichzeitig mit **Ohrgeräuschen** (s.S. 185)
- Zustand nach Schädeltrauma mit Felsenbeinfraktur (Lateralisation in das kranke Ohr)

Seltene Krankheiten

- Zentrale Hörstörung bei Enzephalomalazie
- Myxödem (doppelseitige Hörstörung)

Horner-Syndorm

Gegenwärtige Beschwerden: Erst bei Untersuchung festgestellt? Spontan aufgefallen? Lichtempfindlichkeit? Gesichtsasymmetrie aufgefallen?

Mögliche Begleitsymptome: Augenschmerzen ▶ (Glaukom)? Atembeschwerden, Thoraxschmerzen ▶ (Thorax- oder Mediastinalprozess)? Nackenschmerzen (zervikaler Prozess)? Konjunktivale Injektion und Schwellung der Nasenschleimhaut?

Ursächliche Faktoren: Halsoperation vorausgegangen? Halsverletzungen oder -vernarbungen? Lungenerkrankungen vorausgegangen? Punktion am Hals (Karotisangiographie) vorausgegangen?

■ Befund

Allgemeinbefund: Körperlicher Untersuchungsbefund.

Neurologischer Befund: Miosis, Enophthalmus und Ptose (gelegentlich eines der Symptome nicht so deutlich ausgeprägt)? Pharmakologische Pupillentestung (nach Atropin Erweiterung nur einer normalen Pupille; nach Kokain Erweiterung einer Horner-Pupille bei zentraler Läsion; bei peripherer Läsion keine Erweiterung der miotischen Pupille, aber 45 min abwarten; nach Adrenalin Erweiterung der Horner-Pupille bei postganglionärer peripherer Läsion)? Sonstige Hirnnervenfunktionsstörungen? Augenhintergrund? Augenbewegungen? Peripher-neurologischer Befund? ▶ Heiserkeit? ▶ Ataxie?

Psychischer Befund: Psychosyndrom? Psychogene Überlagerung?

■ Notwendige technische Verfahren

Labor:	Laborstatus.
Röntgenaufnahmen:	Schädelübersicht in 2 Ebenen, HWS in 2 Ebenen mit Funktionsaufnahmen (zervikaler Prozess?), Thoraxübersicht (mediastinaler Prozess?),

	obere Thoraxapertur (Veränderungen der Lungenspitzen?).
CCT:	Hypo- oder hyperdense Zonen?
Lumbalpunktion:	Liquoruntersuchung, Ausschluss eines Tumorprozesses oder einer Entzündung, Lues-Reaktionen.

■ Indikationen für gezielte weitere Untersuchungen

Bei Verdacht auf zervikalen Prozess:	Queckenstedt-Versuch und zervikale Myelographie (Tumor mit Läsion des sympathischen Zentrums cilio-spinale, C 8-Th 2?). Spinales CT. NMR.
Bei Verdacht auf pathologischen Lungenprozess:	Lungenspezialaufnahmen, Schichtaufnahmen, evtl. Bronchoskopie, Bronchographie oder Mediastinoskopie. Pulmonologisches Konsil.
Bei Verdacht auf zentralen Horner:	Computertomogramm (intrakranieller raumfordernder Prozess?). EEG. NMR.
Bei pathologischen apparativen Befunden:	Angiographie.

Liste der Krankheiten und Syndrome

Häufige Krankheiten
- Vorausgegangene Stellatumblockaden
- (Andere) Läsionen des sympathischen Halsgeflechts, z.B. Karotisangiographie (Direktpunktion)
- Vorausgegangene Lymphknotenerkrankungen mit Narbenbildung
- ▶ Pancoast-Tumor (Ausfall der efferenten sympathischen Innervation)
- Struma (retrosternal)
- Mediastinaltumor

Horner-Syndorm

Außer Tremor (s. S. 254) unterscheiden wir folgende Hyperkinesen: **Choreatische** (blitzartig einschießende, kurzdauernde, sich über den ganzen Körper verteilende unwillkürliche Bewegungen), **athetotische** (tonisch-schraubende Bewegungen der distalen Gliedmaßen, besonders der Hand), **ballistische** (blitzartig einschießende synchrone Bewegungen der rumpfnahen Extremitätenmuskulatur, schleuderartig), **torsions-dystonische** (tonisch-schraubende Bewegungen der Rumpf- und Halsmuskulatur), **hyperkinetisch-dystone** (Zungen-Schlund-Syndrom) und Fazialishyperkinesen; außerdem **Myoklonien** (rhythmische Zuckungen einzelner Muskeln oder Muskelgruppen).

■ Anamnese

Gegenwärtige Beschwerden: Seit wann? Distal betont? Besonders an den Händen? Willkürlich beeinflussbar? Halbseitig? Doppelseitig? Verstärkung bei Aufmerksamkeitszuwendung? Doppelseitige Gesichtshyperkinesen?

Mögliche Begleitsymptome: Schwäche oder Ungeschicklichkeit einer Extremität? Sensibilitätsstörungen? Kopfschmerzen?

Ursächliche Faktoren: Ähnliche Hyperkinese in der Familie (Chorea Huntington)? Nach Einnahme eines (Kombinations-) Medikamentes oder eines Psychopharmakons aufgetreten? Mit welchen Medikamenten wird behandelt? Angina, Endomyokarditis oder rheumatische Polyarthritis vorausgegangen (Chorea minor)?

■ Befund

Allgemeinbefund: Körperlicher Untersuchungsbefund.

Neurologischer Befund: ► Bewusstseinsstörung? Welche Form der Hyperkinese liegt vor? Aktivierung durch Körperbewegungen (Athetose)? Ist die Hyperkinese auf das Gesicht (einseitig) beschränkt? Besteht nur eine dauernde Bewegung von Zunge und Schlund? Tonus der Extremitätenmuskulatur (bei Athetose) erhöht? Muskelhypotonie? Reflexdifferenzen? Pyramidenbahnzeichen? Sensibilitätsstörung? Jaktationen (fokale motorische Entäußerungen bei Epilepsia partialis continua Kojewnikoff)?

Psychischer Befund: Depressivität (Fazialistic)? Durch Suggestion zu beeinflussen (Torsionsdystonie, psychogen)? Intellektuell behindert (Chorea Huntington)?

■ Notwendige technische Verfahren

Labor:	Laborstatus.
Röntgenaufnahmen:	Schädelübersicht in 2 Ebenen (Verkalkungen, Mittellinienverlagerung?).
CCT:	Hypo- oder Hyperdense Zone? Ventrikelerweilerung?
EEG:	Allgemeinveränderung? Herdbefund? Temporal betont (Gefäßprozess)?

■ Indikationen für gezielte weitere Untersuchungen

Bei akuter oder rheumatischer Vorerkrankung (Chorea):	Lumbalpunktion, Liquoruntersuchung, Rheumafaktoren.
Bei Verdacht auf extrakranielle Stenose:	Dopplersonogramm, evtl. Angiographie.
Bei Verdacht auf psychogene Auslösung:	Psychiatrisches Konsil (Depression?).
Bei Verdacht auf pharmakogene Auslösung:	Akineton-Test (1–3 Ampullen Akineton langsam i.v.).
Bei Verdacht auf raumfordernden Prozess (pathologisches CCT):	NMR; Angiographie.

Liste der Krankheiten und Syndrome

Tremor s.S. 254
Choreatische Hyperkinesen
- Chorea minor als Begleit- oder Nacherkrankung nach Angina, Endomyokarditis oder rheumatischer Polyarthritis (kann bis zur Pubertät auftreten, selten danach), meist bei Frauen
- ▶ Enzephalitis (Fieber, Kopfschmerz, Liquoruntersuchung)
- Chorea Huntington = dominantes Erbleiden (Familienanamnese), das oft verschwiegen wird. Intellektueller Abbau
- ▶ L-DOPA-Hyperkinese, auch bei nur geringer Dosierung möglich
- Elektrolytstörungen (Mg)

Athetotische Hyperkinesen
- Halbseitige Athetose, meist nach perinataler Hirnschädigung, aber auch nach Enzephalitis, Hirnverletzungen und (selten) nach Enzephalomalazie mit Hirnstammbeteiligung (Nucleus ruber)
- Athetose double (doppelseitig ausgeprägt), keine neurologischen Ausfälle, keine Behinderung der intellektuellen Entwicklung
- Elektrolytstörungen

Ballistische Hyperkinesen
- Durchblutungsstörungen, besonders des Nucleus subthalamicus mit Hemiballismus
- ▶ Hirnstammnahe Tumorcn mit Hemiballismus

Dystonische Hyperkinesen
- Torsionsdystonie mit (Dauer-) Schiefhaltung des Kopfes (auch als Torticollis spasticus bezeichnet!), die zwanghafte Kopfwendung steht im Vordergrund (selten bei Vertebralisaneurysma)
- ▶ Zungen-Schlund-Syndrom nach Medikamenteneinnahme, vor allem nach Phenothiazinen

Hyperkinese

Andere Hyperkinesen

- Fazialisspasmus nach (peripheren) Fazialisparesen durch über-schießende Reinnervation
- Psychogener Fazialistic, meist bei seniler oder postklimakterischer Depression. Psychogene Hyperkinese (nicht in eines der bekannten Bilder einzuordnen)?
- Jaktationen (motorische Entäußerung): Bei Kindern mit Bewusstlo-sigkeit: Subakute sklerosierende Leukenzephalitis (EEG!); bei Er-wachsenen: Epilepsia partialis continua Kojewnikoff bei Enzephalitis oder ▶ subkortikalem Tumor
- Fazialisspasmus bei Ponsläsion (kontralaterale Hemiparese, Bris-saud-Syndrom)
- Blepharospasmus, oft mit oro-facialen dystonen Hyperkinesen kom-biniert

Seltene Hyperkinesen

- Rhythmisches Wackeln des Kopfes (2–3–4/sec.), Hydrocephalus?

Lumbalgie = akuter Schmerz im LWS- und Gesäßbereich. Ischialgie Schmerz, der vom Rücken (LWS) über das Gesäß in ein Bein (oder beide) ausstrahlt (Abb. 6). Lumbo-Ischialgie Kombination.

■ Anamnese

Gegenwärtige Beschwerden: Seit wann? Belastungsabhängig? Bewegungsabhängig? Schmerzverstärkung beim Lachen, Husten, Niesen oder Pressen? Schmerzausstrahlung in die Leiste und den vorderen Teil des Oberschenkels (L2/3)? Schmerzausstrahlung an der Rückseite des Oberschenkels, Außenseite des Unterschenkels zur Kleinzehe (SI)? Schmerzausstrahlung zum Innenknöchel und der Großzehe (L5) (Abb. 6)? Früher ähnliche hexenschussartige Attacken? Stärkste Schmerzen im Liegen (vertebragener Schmerz, Metastasenverdacht)? Oder Stehen und Sitzen unangenehm (Bandscheibenvorfall)? Schmerzen nur nach Laufen (Claudicatio)?

Mögliche Begleitsymptome: Hypästhesie? Plötzliches Nachlassen der Schmerzen mit motorischer Schwäche oder Parese (► Wurzeltod)? Blasenentleerungsstörungen ► Potenzstörungen? Doppelseitige Beschwerden (medialer Bandscheibenvorfall)?

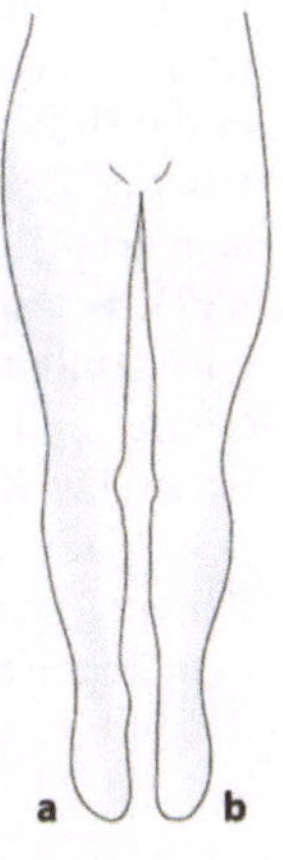

Abb. 6. Schmerzausstrahlung bei Lumbalgie bzw. Lumbo-Ischialgie: **a** = Schmerzausstrahlung bei S1-Syndrom; **b** = Schmerzausstrahlung bei L5-Syndrom

Ischialgie

Ursächliche Faktoren: Wirbelsäulentrauma (Sturz, Fraktur)? Beschwerden erst seit Anheben einer schweren Last bzw. einer brüsken Wirbelsäulentorsion? Vorausgegangene unklare fieberhafte Erkrankung (Spondylitis)? Starke Kopfschmerzen (Subarachnoidalblutung)? Gewichtsabnahme (Malignomverdacht)? Vorausgegangene Bandscheibenoperationen (Rezidiv? Arachnitis?).

■ Befund

Allgemeinbefund: Körperlicher Untersuchungsbefund. Blasenstörungen? Fußpulse seitengleich gut?

Neurologischer und Lokalbefund: Fixierung der LWS (lumbosakrale Wanne) bei Bücken und Wiederaufrichten? Fehlhaltung der Wirbelsäule (Torsionsskoliose)? Asymmetrische Verspannung der paravertebralen Muskulatur? Klopfschmerz?
Provozierte Schmerzausstrahlung (Lasègue = Spontanschmerz?) und/oder Hypästhesie:
Auf der **Rückseite** des Oberschenkels zur Außenseite des Unterschenkels und den Zehen 2–5 (S1)?
An der **Außenseite** des Oberschenkels, an der Innenseite des Unterschenkels in die Großzehe hinein ausstrahlend (L5)?
Aus der **Vorder**- oder **Innenseite** des Oberschenkels nur bis zum Knie ausstrahlend (L4 oder L3)?
In die Hüfte hinein (L2)?
Lasègue-Zeichen doppelseitig oder gekreuzt positiv (lumbaler Bandscheibenvorfall)? Reflexdifferenzen (L4-PSR; L5-Tibialis posterior-Reflex S1-ASR)? ► Motorische Schwäche (Zehengang – S1; Fersengang – L5)? Innen- oder Außenrotationsschmerz der Hüfte (Koxitis, Koxarthrose)? Druckschmerz im Bereich der Hüftgelenkskapsel (Koxarthrose)? ► Trendelenburg'sches Zeichen positiv? Klopfschmerz? Druckschmerz im Verlauf des N. iscliiadicus und seiner Äste (Wurzelreiz, Polyneuropathie)? Stauchungsschmerz der Wirbelsäule (Destruktion, Osteoporose)? Unterschiedliche Beinlänge (Beckenschiefstand)? Torsionsskoliose der LWS und BWS? Reflexdifferenzen an den Armen? Hirnnervenbefund?

Psychischer Befund: Hinweise für Depression oder Aggravation?

■ Notwendige technische Verfahren

Labor: Laborstatus.

Röntgenaufnahmen: LWS und BWS in 2 Ebenen (Haltungsanomalie, Verschmälerung eines Zwischenwirbelraumes. Destruktion, Sklerosierung, Spondylitis, Spondylolisthesis, Spaltbildung?). Beckenübersicht (Beckenschiefstand? Koxarthrose?).

SCT oder NMR: der klinisch in Betracht kommenden Höhe(n).

■ Indikationen für gezielte weitere Untersuchungen

Bei diffuser Klopfschmerzhaftigkeit, bei ▶ Fieber oder Nacken-Hinterkopf-Schmerzen (evtl. Meningismus?): LP, Liquoruntersuchung, Queckenstedt-Versuch (Tumor, Meningitis, Subarachnoidalblutung?).

Bei Verdacht auf arterielle Durchblutungsstörungen: Arteriooszillogramm der Beine, Dopplersonographie der Beinarterien.

Bei therapieresistenter Ischialgie; **immer** bei doppelseitiger Ischialgie und bei ▶ Paresen (isolierte Sensibilitätsstörungen sind keine Indikation!): Lumbale Myelographie. Spinales CT der klinisch relevanten Höhe. Darstellung des gesamten Spinalkanals (lumbaler Bandscheibenvorfall? Tumor?).

Bei ▶ Destruktionen in den Übersichtsaufnahmen: Schichtaufnahmen, ergänzende Laboruntersuchungen (alkalische Phosphatase). Spinales CT (Strukturauflösungen mit Hypodensitäten im Wirbelkörperbereich?).

Ischialgie

Bei unklarer Schmerzausbreitung:	Elektromyogramm, Elektroneurographie.
Bei lanzinierenden Schmerzen:	Lues-Reaktionen (Tabes dorsalis), Liquoruntersuchung.
Bei länger bestehender Ischialgie:	EMG zum Nachweis (Ausschluss) einer radikulären (akuten) Denervierung.

Liste der Krankheiten und Syndrome

Häufige Krankheiten

- Lumbaler Bandscheibenvorfall (meist 5. oder 4. Lendenbandscheibe). Bei höherem lumbalem Bandscheibenvorfall negatives Lasègue-Zeichen, evtl. Abschwächung des PSR
- Osteochondrose, Spondylose, Spondylochondrose (Schmerzen meist belastungsabhängig)
- Spondylolisthesis (echte mit Spaltbildung; unechte ohne Spaltbildung, radikuläre Symptome)
- Wirbeldestruktionen bei maligner Erkrankung (Röntgenaufnahmen, Blutuntersuchungen)
- Wirbeltumoren, primär und sekundär Plasmozytom)

Weniger häufige Krankheiten

- Intraspinaler, meist extraduraler Tumor (Meningiom, Dermoid, Neurinom), atypische Anamnese, Liquorveränderungen
- Spondylitis (rheumatica, tuberculosa, luetica, typhosa oder bei M. Bang). Keine Remissionstendenz, Röntgenaufnahmen! Titer, Rheumafaktoren
- Aortengabelstenose mit peripheren Durchblutungsstörungen (Claudicatio), Oszillogramm, Weichteilverkalkungen?
- Meningitis oder Radikulitis. Meist konstanter Dauerschmerz, der auch bei Entlastungshaltung (Stufenbett) nicht abnimmt, Liquor!
- Frakturen der Wirbelkörper, -bögen oder -querfortsätze nach Unfall?
- Koxarthrose, Koxitis

- Meralgia paraesthetica nocturna (Schmerz im seitlichen oder vorderen Oberschenkelbereich; vor allem nachts auftretend, brennender Charakter), Kompression des N. cutaneus femoris lateralis
- Skoliose, Kyphoskoliose
- Borreliose mit entzündlichem Liquor
- Tibialis-anterior-Syndrom (Peronaeusparese und Sensibilitätsstörung, Schmerzen in der Tibialisloge), Durchblutungsstörung
- Tumoren des Kleinen Beckens (Uterus myomatosus, Malignome), oft doppelseitige Schmerzen
- Diszitis (septisch oder aseptisch, spontan oder nach operativen Eingriffen)

Seltene Krankheiten

- Atypische Subarachnoidalblutung (LP), psychoorganisches Syndrom
- Lanzinierende Schmerzen bei Tabes, meist aber in den unteren Abdominalraum ausstrahlend, keine Ausbreitung entsprechend den Dermatomen, unbeeinflusst von äußeren Faktoren
- Spina bifida occulta (Röntgenaufnahmen)
- Blutungen bei Antikoagulantientherapie oder Gerinnungsstörung.
- Epiduraler Abszess (BKS!)
- Morton-Neuralgie (neuralgieforme brennende Fußsohlenschmerzen, einseitig! Meist nur beim Gehen)
- Tarsaltunnelsyndrom (Schmerzen im Bereich der Ferse und der Fußsohle), Störung der Nn. plantares, Druckschmerz hinter dem Innenknöchel
- Unterschiedliche Beinlänge (angeboren oder nach Fraktur), Druckschmerz im Bereich der Iliosakralgelenke, Beckenschiefstand
- Beginnender Morbus Bechterew, oft nur Schmerzen im Bereich der Iliosakralgelenke
- Degenerative und posttraumatische Veränderungen des Rückenmarks (Syringomyelie, Hämatomyelie)
- Osteoporose bzw. Osteomalazie bei einseitiger Ernährung oder im Klimakterium
- Ilio-Inguinalis-Syndrom (Leistenschmerzen)

Ischialgie

■ Anamnese

Gegenwärtige Beschwerden: Doppelbilder nur beim Blick in die Nähe (unter 1 m Entfernung)? Spontan aufgefallen oder erst bei Untersuchung festgestellt? Schwierigkeiten, in der Nähe scharf zu sehen (Akkommodationsstörungen, s.S. 3)?

Mögliche Begleitsymptome: Kopfschmerzen? Fieber? ► Nackensteifigkeit? Allgemeine Abgeschlagenheit (Enzephalitis, Tumor)? ► Ataxie?

Ursächliche Faktoren: Vorausgegangenes Trauma (subdurales Hämatom)?

■ Befund

Allgemeinbefund: Körperlicher Untersuchungsbefund.

Neurologischer Befund: Seitliche Blickwendung sonst intakt? Sonstige Hirnnervenfunktionsstörungen? Anisokorie? Augenhintergrund? ► Stauungspapille? Peripher-neurologische Ausfälle? Ataxie?

Psychischer Befund: Organisches Psychosyndrom?

■ Notwendige technische Verfahren

Labor:	Laborstatus, Lues-Reaktionen.
Röntgenaufnahmen:	Schädelübersicht in 2 Ebenen.
CCT:	Hypo- oder hyperdense Zone? Kontrastanhebung.
EEG:	Allgemeinveränderung? Herdbefund?
Lumbalpunktion:	Liquoruntersuchung.

Konvergenzparese

■ Indikationen für gezielte weitere Untersuchungen

Bei Verdacht auf Hirnarterien-
aneurysma (selten): Karotis- und Vertebralisangiographie.

Bei Verdacht auf multiple Skle-
rose: Immun- und γ-Globulinbestimmung
im Liquor.

Bei negativem CCT: NMR.

Liste der Krankheiten und Syndrome

- Enzephalitis (virusbedingt, andere Ursachen)
- Enzephalomyelitis disseminata
- Hirntumor
- Hirnabszess
- Hirnarterienaneursysma (selten)
- Durchblutungsstörung (Dopplersonogramm)
- Hyperthyreose

Der Konvergenzspasmus ist eine willkürlich nicht zu beeinflussende Konvergenzreaktion mit Akkomodation.

■ Anamnese

Gegenwärtige Beschwerden: Wobei aufgefallen? Erst bei Untersuchung festgestellt? Wie lange bestehend?

Mögliche Begleitsymptome: Kopfschmerzen? Nackensteifigkeit? ▶ Doppelbilder? Allgemeine Verlangsamung? Zittern?

Ursächliche Faktoren: Vorausgegangene spezifische Infektion?

■ Befund

Allgemeinbefund: Körperlicher Untersuchungsbefund.

Neurologischer Befund: Spontan und bei Auslösung der Akkomodation auftretender Konvergenzspasmus? Gleichzeitig extreme Miosis, willkürliche Augenbewegung dann unmöglich? Weitere Hirnnervenfunktionsstörungen? Pupillenreaktion? Augenhintergrund? Peripher-neurologischer Befund? ▶ Ataxie? Hypokinese? Tremor? Hypomimie?

Psychischer Befund: Organisches Psychosyndrom? Psychogene Überlagerung (keine Miosis)?

■ Notwendige technische Verfahren

Labor:	Laborstatus.
Augenärztliche Untersuchung:	Prüfung der Miosis und übliche Untersuchung.
Röntgenaufnahmen:	Schädelübersicht in 2 Ebenen.

Konvergenzspasmus

CCT:	Hypo- oder hyperdense Zone?
EEG:	Herdbefund? Allgemeinveränderung? Rhythmische Verlangsamungen (Enzephalitis)?

■ Indikationen für gezielte weitere Untersuchungen

Bei Verdacht auf Meningo-enzephalitis ▶ (Fieber und ▶ Nackensteifigkeit) oder Lues:	Lumbalpunktion und Liquoruntersuchung (Lues-Reaktionen).
Bei pathologischen Befunden in Voruntersuchungen:	Karotisangiographie (stationär).
Bei negativem CCT:	NMR.

Liste der Krankheiten und Syndrome

- Parkinson-Krankheit, im Zuge einer Verschlechterung
- Enzephalitis
- Akute Durchblutungsstörungen im Thalamusbereich
- Psychogene Auslösung
- Prozesse in Aquäductnähe

■ Anamnese

Gegenwärtige Beschwerden: Seit wann? Zeitverhalten? ► Plötzlicher Beginn im Nacken (Subarachnoidalblutung)? Diffuse Schmerzen? Einseitige Schmerzen? Dauernd oder zeitweise? Nächtliche Kopfschmerzen (Hypertonie)? Brillenträger? Pulsierender Charakter (Blutdruck)?

Mögliche Begleitsymptome: Schwindel? ► Sehstörungen? ► Doppelbilder? ► Gangstörungen? ► Übelkeit, Erbrechen? ► Fieber? Augentränen, eventuell einseitig (Bing-Horton-Syndrom)? Schlafstörungen? ► Nackensteifigkeit (Meningitis)? Gesichtsschwellung (Sinus-cavernosus-Thrombose)? Rötung im Gesicht (Sinusitis)? Wässriger Ausfluss aus der Nase, insbesondere beim Bücken ► (Liquorfistel)? ► Sekretion aus dem Ohr (Otitis, otogene Liquorfistel)?

Ursächliche Faktoren: Fieberhafte Erkrankungen vorausgegangen (Meningitis)? Anämie? Hochdruck? Stoffwechselerkrankungen? Intoxikationen (Alkohol, Medikamente)? Schädel-Hirn-Traumen? Frühere Kopferkrankungen? Insolation? Tetanie? Zusammenhang mit Nahrungsaufnahme (Allergie)? Auslösende Faktoren bekannt? Wetter (vasomotorische Kopfschmerzen)? Optische Belastung (Brechungsanomalie)? Körperliche Belastung (Hypertonie)? Körperhaltung (Brechungsanomalie, wirbelsäulenabhängig)? Psychische Belastung? Wirken koffeinhaltige Schmerzmittel oder Kaffee (Migräne)? Familienanamnese? Periodenabhängig? Abhängig von der Nahrungsaufnahme (Hypoglykämie)?

■ Befund

Allgemeinbefund: Körperlicher Untersuchungsbefund, beidseitige Blutdruckmessung.

Lokalbefund: Tastbare Knochenveränderungen im schmerzhaften Bereich? Druckschmerz? NAP druckschmerzhaft? Klopfschmerz? Auskultation? Verdickte A. temporalis (Arteriitis temporalis)? Diffuse Berührungsüberempfindlichkeit (Subarachnoidalblutung, Meningitis)? Druckschmerz der Kiefergelenke? Nackensteifigkeit ► (Meningitis)?

Kopfschmerz

Neurologischer Befund: Augenhintergrund (Stauungspapille)? ► Anisokorie? Sehprüfung? Augenbeweglichkeit, Nystagmus, Doppelbilder? Hörstörung? Sensibilitätsstörung (Trigeminus, Hunt-Zone)? Kornealreflex? Reflexe? Motorik? Koordination? Sensorik? ► Exophthalmus, einseitig (Sinus-cavernosus-Fistel)? Harter Bulbus, gerötete Konjunktiva ► (Glaukom)?

Psychischer Befund: Stimmungslage? Organisches Psychosyndrom?

■ Notwendige technische Verfahren

Labor:	Laborstatus, Glukosebelastung.
Röntgenaufnahmen:	Schädelübersicht in 2 Ebenen, Nasennebenhöhlenaufnahme (Sinusitis), Stenvers (Hörstörung), atlanto-okzipitaler Übergang (Ataxie und Schwindel).
EEG:	Allgemeinveränderung? Herdbefund?
Augenärztliche Untersuchung:	Brechungsanomalie, Brillenkorrektur notwendig?

■ Indikationen für gezielte weitere Untersuchungen

Bei anhaltenden Kopfschmerzen, vorausgegangenem grippalem Infekt, ► plötzlichem Beginn oder ► Nackensteifigkeit:	Lumbalpunktion und Liquoruntersuchung (Subarachnoidalblutung, Meningitis).
Bei neurologischen Auffälligkeiten (Tumorverdacht) oder Kopfschmerz als akutem neuen Symptom:	Computertomogramm (Hirntumor, Hirnblutung, subdurales Hämatom?). NMR.
Bei Schwindel oder nach Schädel-Hirn-Traumen:	Elektronystagmogramm (posttraumatische Vestibularisstörung).

Bei Verdacht auf extrakraniellen Gefäßprozess (Blutdruckdifferrenz): Dopplersonographie (Karotisstenose?), evtl. DSA.

▶ Beim anfallsweisen, einseitigen, hinter das Auge projizierten Kopfschmerz: Augenärztliche Untersuchung, Ausschluss eines Glaukoms.

Bei Stoffwechselstörungen (Anämie, Tetanie, Urämie) oder Hypertonie bzw. Hypotonie usw.: Internistisches Konsil.

Bei Druckschmerz im Bereich der Nebenhöhlen, Gesichtsschwellung, Fieber: HNO-ärztliche Untersuchung (Sinusitis).

Bei Abhängigkeit der Kopfschmerzen von Kaubewegungen und Ausstrahlung in die Schläfe, Druckschmerz der Kiefergelenke: Kiefergelenksfunktionsaufnahmen, kieferorthopädische Untersuchung (Costen-Syndrom?).

Bei therapieresistenten chronischen Kopfschmerzen: Nach Ausschluss einer psychogenen Ursache CCT Kontrolle, evtl. NMR.

Bei Verdacht auf psychogene Überlagerung oder depressive Kopfschmerzen: Psychiatrisch-psychologisches Konsil.

Bei hypertonen Krisen: Vanillinmandelsäureausscheidung (Phäochromozytom?), Dopplersonogramm.

▶ Bei Verdickung im Schläfenbereich: Biopsie der A. temporalis (Arteriitis temporalis?), augenärztliche Kontrolle!

Liste der Krankheiten und Syndrome

Extrakranielle Ursachen
Häufige extrakranielle Ursachen
- Psychisch ausgelöster Kopfschmerz (Depression), meist diffus, symmetrisch, oft im Schädeldachbereich und mit unbestimmbaren Missempfindungen der Kopfschwarte verbunden, unabhängig von äußeren Faktoren, abhängig vom Stimmungsschwankungen, Schlaftstörungen
- Hypertonie oder Hypotonie
- Intoxikationen (Medikamente, Alkohol, Urämie, Stoffwechselstörungen)

Weniger häufige extrakranielle Ursachen
- Anämie
- Tetanie (meist normokalzämisch)
- Diabetes und Hypoglykämie
- Begleitsymptom bei schwerer Allgemeinerkrankung
- Extrakranielle Gefäßstenosen (meist mit Schwindel), Dopplersonographie

Kranielle Ursachen
Häufige kranielle Ursachen
- Banaler Kopfschmerz („Kater"-Kopfschmerz), Zustand nach grippalem Infekt
- Ophthalmogen (Refraktionsanomalie, Schielneigung, latente Doppelbilderneigung, ▶ Glaukom)
- Vasomotorische Kopfschmerzen (wetterabhängig, häufig auch einseitig, keine vegetativen Begleiterscheinungen)
- ▶ Meningitis-Meningoenzephalitis (anfangs häufig nur Kopfschmerzen, Meningismus kann fehlen!), Lumbalpunktion!
- ▶ Subarachnoidalblutung bei Aneurysma, Angiom oder Tumor (nicht immer akut einsetzend, häufig ohne Meningismus, Lumbalpunktion!)
- Raumfordernder intrakranieller Prozess (Stauungspapille und neurologische Symptomatik kann fehlen!)
- Migräne (meist mit vegetativen Begleiterscheinungen, Übelkeit und Erbrechen), gelegentlich atypisch (dann aber mehr diffuser Dauerschmerz)

- Sinusitis, meist lokalisierter Kopfschmerz, oft von Gesichtsschmerzen begleitet

Weniger häufige kranielle Ursachen
- ► Arteriitis temporalis (Gefahr der Erblindung, BKS erhöht!)
- Bing-Horton-Syndrom (anfallsweiser Kopfschmerz, hinter dem Auge beginnend, mit Augenrötung, Tränensekretion und einseitigem Nasenlaufen)
- Liquorunterdrucksyndrom, Insolation (Besserung durch Jugulariskompression)
- Kieferosteomyelitis, Kiefergelenkserkrankungen (Costen-Syndrom), abhängig von Kieferbewegungen, Kiefergelenk druckschmerzhaft
- Narbenbedingt nach Kopfschwartenverletzungen
- Posttraumatisch (auch ohne Hirnatrophie), oft therapieresistent, häufig von psychischen Symptomen begleitet
- Knochenerkrankungen im Schädelskelettbereich (Röntgenuntersuchung)
- Lues cerebro-spinalis (Liquor; spezifische Reaktionen)
- Halbseitenkopfschmerz bei nächtlichem Zähneknirschen
- ► Sinusthrombose (Fieber, Gesichtsschwellung, Exophthalmus, eventuell Anfälle!)

Krankenhauseinweisung sofort notwendig bei
- pathologischem Liquorbefund
- Sehstörungen
- neurologischen Symptomen
- zur weiterführenden Diagnostik
- Normaldruckhydrozephalus (meist mit Psychosyndrom, Inkontinenz)

Lähmung, periodische (paroxysmale)

Die periodische Lähmung ist das episodische Auftreten **schlaffer** Lähmungen mit im Intervall unauffälligem klinischen Befund.

■ Anamnese

Gegenwärtige Beschwerden: Seit wann? Abhängigkeit von äußeren Faktoren (Kohlenhydratzufuhr, Kälte)? Bevorzugung bestimmter Muskelpartien (untere oder obere Extremitäten, Beckengürtel)? Kurze oder längere Perioden? Beginn in der Kindheit? Familiäre Belastung?

Mögliche Begleitsymptome: Herzklopfen, Gewichtsabnahme (Hyperthyreose)?

Ursächliche Faktoren: Auslösung durch Kälte? Laxantienmissbrauch? Kaliumverlust durch die Nieren? Auslösung durch Hypoglykämie?

■ Befund

Allgemeinbefund: Körperlicher Untersuchungsbefund.

Neurologischer Befund: Im Intervall keine Auffälligkeiten! In der Lähmung Areflexie, schlaffe Parese und hochgradige Adynamie. Eventuell Ateminsuffizienz. Myotonie (Wulstbildung nach Beklopfen)?

Psychischer Befund: Psychogene Auslösung eines Laxantienabusus?

■ Notwendige technische Verfahren

Labor:	Laborstatus. Elektrolyte (Kalium)! Muskelfermente!
EMG:	Myopathie? Neuropathie? Myotonie? NLG?

■ Indikationen für gezielte weitere Untersuchungen

Bei Verdacht auf Nierenerkrankung mit Kaliumverlust: Internistisches Konsil, Bilanzierung der Elektrolyte.

Bei Verdacht auf Laxantienabusus bzw. Resorptionsstörungen: Isotopenuntersuchungen, Kaliumbilanzierung.

Bei Verdacht auf vererbte Form (hypo- oder hyperkaliämische Lähmung): Familienanamnese, Fremdanamnese.

Bei unklaren Befunden: Muskelbiopsie mit fermenthistologischer Untersuchung.

Liste der Krankheiten und Syndrome

Hypokaliämische periodische Lähmung
- Meist nach Belastungen, Kohlenhydratzufuhr oder Kälte
- Laxantienabusus
- Kaliumverlust bei Nieren- oder Darmerkrankungen
- Symptomatisch bei Thiazid-Behandlung einer Hypertonie (vorher meist adyname Phasen)

Hyperkaliämische periodische Lähmung
- Dominant vererbte Form, Beginn in der Kindheit oder Jugend, Lähmungen durch Kälte und Hypoglykämie provoziert, Kalzium kann helfen

Normokaliämische periodische Lähmung
Seltene, dominant vererbte Erkrankung, längere Lähmungsperioden, Kochsalz intravenös wirkt gelegentlich bessernd, manchmal periphere Hypästhesie

Lähmung, periodische (paroxysmale)

Andere Krankheiten und Syndrome:
- Myasthenie
- Progressive Muskeldystrophie
- Narkolepsie
- Polymyositis
- Polyneuritis
- Neurose
- Primärer Hyperaldosteronismus

Krankenhauseinweisung sofort notwendig bei
- schweren Elektrolytstörungen
- anhaltenden Lähmungsperioden
- zur Diagnoseabklärung

■ Anamnese

Gegenwärtige Beschwerden: ▶ Plötzlich, schlagartig einsetzender Nacken- und Hinterkopfschmerz? Pulsierender Schmerzcharakter? Übelkeit, ▶ Erbrechen, Nackensteifigkeit? ▶ Bewusstseinstrübung?

Mögliche Begleitsymptome: Fieber? Doppelbilder (Abduzensparese infolge Schwellungsreaktion)? Nur diffuse Rückenschmerzen? Psychisch auffällig?

Ursächliche Faktoren: Kopfschmerzen beim Pressen (Stuhlgang, Koitus) aufgetreten? Nach starker körperlicher Anstrengung? Nach Sonnenbestrahlung? Trauma? Gerinnungsstörung bekannt?

■ Befund

Allgemeinbefund: Körperlicher Untersuchungsbefund.

Neurologischer Befund: ▶ Meningismus? ▶ Anisokorie? ▶ Augenhintergrund (Stauungszeichen, Blutungen)? Bewusstseinslage? Weitere Hirnnervenausfälle? Halbseitenzeichen? Pyramidenbahnzeichen? Streckkrämpfe?

Psychischer Befund: Organisches Psychosyndrom? Psychische Auffälligkeiten (als Simulation verkennbar)?

■ Notwendige technische Verfahren

Labor: Laborstatus, Gerinnung.

Lumbalpunktion (meist schon durchgeführt), wenn nicht bei CCT typische Subarachnoidalblutung mit Hyperdensität im Liquorraum bzw. eine intrazerebrale Blutung nachgewiesen: Auch beim Akutkranken und bei Verdacht auf intrakranielle Drucksteigerung möglich (s. S. 261): Liquor blutig – eitrig / trüb – klar? Xanthochrom? Zellzahl?

Liquor, blutiger

CCT:	Hyperdensitäten im Subarachnoidalraum, in den Ventrikeln und Zysternen? Intracerebrale Ausbreitung der Blutung? Hypodense Zonen? Mittellinienverlagerung?
EEG:	Allgemeinveränderung? Herdbefund?

■ Indikationen für gezielte weitere Untersuchungen

▶ Bei zunehmender Verschlechterung der Bewusstseinslage, Atemantriebsstörungen:	Computertomogramm (Mittellinienverlagerung, intrazerebrales Hämatom?).
Bei Herzrhythmusstörungen:	EKG (Langzeit-EKG) zur Erfassung der (zentral ausgelösten) Rhythmusstörungen.
▶ Bei starker, anhaltender meningialer Reizung und Vermehrung der Leukozyten:	Liquorkontrolle, bakteriologische Liquoruntersuchung.
Bei rascher Erholung und nach Feststellung der Operabilität:	Angiographie zum Nachweis der Blutungsquelle. Bei negativer Angiographie, Myelographie (Rückenlage!): Spinales Angiom?

Liste der Krankheiten und Syndrome

Häufige Krankheiten
- Aneurysma der Hirnbasisarterien mit Subarachnoidalblutung, meist im mittleren Lebensalter
- Subarachnoidalblutung aus einem arteriovenösen Angiom, oft vor dem 30. Lebensjahr
- Intrazerebrales (spontanes) Hämatom mit Durchbruch in den Liquorraum (in der Regel Bewusstlosigkeit)
- Intrazerebelläres Hämatom (Schwindel, Ataxie)

- Schädel-Hirn-Trauma (Kontusion)
- Hypertone Massenblutung mit Ventrikeleinbruch

Weniger häufige Krankheiten
- Tumorblutung
- Blutung bei Antikoagulantienbehandlung
- Blutung ohne erkennbare Ursache (in der Regel Mikroangiome)
- Sinus- und Venenthrombose (Anfälle, Bewusstseinsstörung). Spinales Angiom
- Gerinnungsstörungen, z.B. bei Blutkrankheiten

Seltene Krankheiten
- Artefiziell blutiger Liquor
- Hämorrhagische (Pseudo-) Enzephalitis
- Spinale Angiome und Tumoren

Jeder blutige Liquor muss sofort zentrifugiert werden: Eine Xanthochromie beweist den Zeitpunkt der Einblutung in das Liquorsystem (mindestens 4–6 Std vor der Liquoruntersuchung), ohne Xanthochromie besteht der Verdacht auf eine artefizielle Blutbeimengung, da eine Lumbalpunktion selten innerhalb der ersten 4–6 Std durchgeführt werden kann.

Liquor, pathologischer

■ Anamnese

Gegenwärtige Beschwerden: Kopfschmerzen? ► Nackensteifigkeit? Fieber? Prodromi? Subjektiv bemerkte neurologische Ausfälle?

Mögliche Begleitsymptome: Klopf- oder Druckschmerz im Bereich des Schädels (Sinusitis mit begleitender Meningitis)? ► Bewusstseinstrübung? Ischialgie?

Ursächliche Faktoren: Vorausgegangener Schädelunfall (Liquorfistel)? Früher Meningitiden? ► Insektenbiss? Tropenaufenthalt?

■ Befund

Allgemeinbefund: Schwere Beeinträchtigung des AZ?

Neurologischer Befund: Meningismus? ► Anisokorie? ► Bewusstseinsstörungen? Stauungspapille? Hirnnervenausfälle? Reflexdifferenzen? Aufsteigende motorische Ausfälle? Sensibilität? Vibrationsempfinden?

Psychischer Befund: Psychoorganisches Syndrom?

■ Notwendige technische Verfahren

Labor:	Laborstatus, SGOT, SGPT.
Weitere Liquoruntersuchungen:	Bakteriologische Untersuchung vor antibiotischer Therapie; blutiger Liquor s.S. 261
Temperaturüberwachung:	Septische Endokarditis? Urosepsis?
EKG (Rhythmusstreifen):	Myokarditis? Rhythmusstörungen?
Röntgenaufnahmen	Schädelübersicht in 2 Ebenen (Pneumatozephalus?), Thoraxübersicht.
CCT:	Hypo- oder Hyperdense Zone?

EEG: Allgemeinveränderung, rhythmische Gruppierungen?

■ Indikationen für gezielte weitere Untersuchungen

Bei halbseitig betonter Symptomatik: Computertomogramm (raumfordernder Prozess, Abszessbildung?).

Bei mäßig verändertem Liquor und klinischem Verdacht auf Polyneuropathie: Elektromyogramm, Elektroneurographie.

Bei Verdacht auf Viruserkrankungen, Zeckenenzephalitis usw.: KBR im Serum (mit Titerbestimmung, nach 2 Wochen wiederholt), Liquorkontrolle.

Bei klinischem Verdacht auf Radiculitis und anfangs normalem Liquor: Liquorkontrolle nach einigen Tagen.

Liste der Krankheiten und Syndrome

Trüb-eitriger Liquor (> 1000/3 Zellen)
- Eitrige Meningoenzephalitis (Pneumokokken, Meningokokken), metastatisch bei Endokarditis, Sepsis, Erysipel, Bronchiektasen; fortgeleitet bei otogenen, orbitalen oder rhinogenen Eiterungen (Herpes labialis im Prodromalstadium häufig)
- Hirnabszess (meist metastatisch bei Bronchiektasen oder anderen Eiterungen)
- Tuberkulöse Meningitis, fortgeschritten (Tierkulturen, Hämagglutinationstest)
- Posttraumatische Meningoenzephalitis (Pneumatozephalus? Liquorfistel?)
- Reizpleozytose nach Subarachnoidalblutung

Liquor, pathologischer

Liquor mit Pleozytose, aber geringer Eiweißvermehrung
- Tuberkulöse Meningitis, im Anfangsstadium, aber meist lymphozytär
- Reizpleozytose nach Virusinfekt, Virusmeningitis (Mitreaktion der Leber, SGOT? SGPT?)
- Reizpleozytose nach Insolation
- Encephalomyelitis disseminata (γ-Globuline, Immunglobuline)
- Plexusneuritis („neuralgische Schulteramyotrophie")
- Grippe mit Begleitmeningitis
- Borreliose
- Herpes zoster
- Parainfektiös bei Masern, Toxoplasmose, Röteln, Mononukleose, Malaria, Mumps, Varizellen, Bruzellosen, Diphterie, Lepra, Leptospirosen, Rickettsiosen, Ruhr, Typhus
- Polyneuropathie: Entzündlich, vaskulär; toxisch bei Diabetes mellitus oder Intoxikation mit Thallium, Blei, Nitrofurantom; bei Neoplasma (Karzinom der Bronchien, des Magens und der Mamma, Morbus Hodgkin, Leukämie, Retikulosen)
- Lues cerebro-spinalis

Seltene Ursachen
- Hämorrhagische (Pseudo-) Enzephalitis (Liquor anfangs blutig)
- Subakute sklerosierende Leukoenzephalitis (bei Kindern)
- Aseptische Meningoenzephalitis bei Epidermoid
- Hepatitis epidemica

Liquor mit starker Eiweißerhöhung und nur geringer Zellvermehrung
- Radikulitis, Radikulomyelitis
- Refsum-Syndrom (Retinitis pigmentosa, Polyneuropathie)
- Spinaler Tumor, Akustikusneurinom

Krankenhauseinweisung dringlich bei
- aufsteigender Lähmung
- Bewusstseinstrübung
- eitrigem Liquor
- Halbseitensymptomatik

■ Anamnese

Gegenwärtige Beschwerden: Nackenschmerzen? Kopfschmerzen? Nackensteifigkeit? Rückenschmerzen? ► Opisthotonus (Hyperlordosierung der Wirbelsäule?) Lichtempfindlichkeit?

Mögliche Begleitsymptome: Fieber? Abgeschlagenheit? Muskelschmerzen? Sehstörungen? ► Doppelbilder? Bewusstseinsstörung? ► Missempfindungen in den Fingerspitzen (Einklemmungsgefahr)?

Ursächliche Faktoren: Vorausgegangene fieberhafte Infektion in der Umgebung? Aufenthalt in den Tropen oder besonderen Gegenden? ► Insektenstich? ► Zeckenbiss? Vorausgegangener Unfall? ► Neuroleptische Behandlung? Intoxikation? Verletzung (Tetanus)?

■ Befund

Allgemeinbefund: Körperlicher Untersuchungsbefund. Fieber?

Neurologischer Befund: Meningismus? Kernig-Zeichen? Lasègue? Opisthotonus? Klopfschmerz der Schädelkalotte? Hirnnervenstörungen? Stauungspapille? Peripher-neurologischer Befund? Babinski? ► Durchbrechung des Opisthotonus durch i.v. Gabe von Biperiden (Akineton)?

Psychischer Befund: Organisches Psychosyndrom? Aggravation? Hysterie?

■ Notwendige technische Verfahren

Labor:	Laborstatus.
Liquoruntersuchung:	Zellzahl? Eiweiß? Liquorzucker?
CCT:	Hypo- oder Hyperdensität? Hyperdensität im Subarachnoidalraum (SAB)?
EEG:	Allgemeinveränderung? Herdbefund?

■ Indikationen für gezielte weitere Untersuchungen

Bei ► erniedrigtem Liquorzucker und vorwiegend lymphozytärer Pleozytose:

Ausschluss einer tuberkulösen Meningitis (Tierkultur!).

Bei ► progredienter Bewusstseinstrübung und deutlichem Psychosyndrom:

Computertomogramm (Hirnabszess, eitrige Meningitis?), evtl. Angiographie oder NMR.

Bei Blutbeimengung im Liquor (artefizielle Blutbeimengung ausgeschlossen):

Schädelübersichtaufnahmen in 2 Ebenen, Computertomogramm, evtl. Angiographie.

Bei ► blutigem Liquor (s.S. 156):

Ausschluss eines Aneurysmas oder Angioms, meningitische Reaktion.

Liste der Krankheiten und Syndrome

Häufige Krankheiten
- Eitrige Meningitis (Meningoenzephalitis, Pneumokokken am häufigsten)
- Lymphozytäre Meningitis (Virusinfekt)
- Subarachnoidalblutung (hyperdense Liquorräume im CCT oder blutiger Liquor)

Weniger häufige Krankheiten
- Tuberkulöse Meningitis
- Meningitische Mitreaktion bei Virusinfekt
- Hirnabszess mit Begleitmeningitis
- Enzephalitis mit Begleitmeningitis
- Hirntumor mit Begleitmeningitis (Kraniopharyngiom, Cholesteatom)
- ► Tumor der hinteren Schädelgrube mit Einklemmung
- Zustand nach Schädel-Hirn-Trauma mit Liquorfistel und rezidivierenden Meningitiden (Enzephalitiden)

Seltene Krankheiten
- Poliomyelitis (Vorstadium)
- Hysterie – Tetanie
- Stiff Man-Syndrom, Psychopharmaka (Überdosierung?)
- Tetanus
- Ergotismus
- Strychninvergiftung

Krankenhauseinweisung. Fast immer nötig, besonders dringlich bei
- hohem Fieber
- Bewusstseinsstörung
- neurologischen Herdsymptomen
- starkem Meningismus
- Blutigem Liquor

Migräne

■ Anamnese

Gegenwärtige Beschwerden: Seit wann anfallsartig auftretende halbseitige Kopfschmerzen? Seitenwechselnde Anfälle?

Mögliche Begleitsymptome: Lichtscheu? Übelkeit? Brechreiz? Sehstörungen (Flimmerskotom)? Während oder nach dem Migräneanfall Gefühlsstörungen oder halbseitige Ausfälle? Pupillenstörungen aufgefallen?

Ursächliche Faktoren: Familiäre Belastung? Abhängigkeit von hormonalen Faktoren (Periode, hormonale Antikonzeption)? Auslösung durch Schokolade, Käse, Milchprodukte, Weizenprodukte, chinesisches Essen (Glutamat), Zitrusfrüchte, Alkohol, besonders Rotwein, Tyramin? Wetterabhängigkeit? Abhängig von psychischer Belastung?

■ Befund

Allgemeinbefund: Körperlicher Untersuchungsbefund.

Neurologischer Befund: Anisokorie? Im Anfallsintervall Hirnnerven- oder peripher-neurologische Ausfälle? Im Anfall oder außerhalb des Anfalls Ptose? Gesichtsausfälle? Reflexstatus? Sensibilitätsstörungen?

Psychischer Befund: Psycholabilität?

■ Notwendige technische Verfahren

Labor:	Laborstatus.
Röntgenaufnahmen:	Schädelübersicht in 2 Ebenen.
EEG:	Dysrhythmieneigung, Synchronisationstendenz?
Visuell evozierte Potentiale (VEP):	Meist normal.

■ Indikationen für gezielte weitere Untersuchungen

Bei Migraine accompagnée (im Anfall flüchtige neurologische Symptome):

Computertomogramm, NMR.

▶ Bei (anhaltenden) Sehstörungen:

Augenärztliches Konsil, Gesichtsfeldbestimmung.

Liste der Krankheiten und Syndrome

- Echte Migräne, evtl. verstärkt bei hormoneller Antikonzeption
- Migräne accompagnée (im Migräneanfall und kurz danach deutliche Halbseitenzeichen, über die vegetative Begleitsymptomatik hinausgehend)
- Atypische Halbseitenkopfschmerzen (meist psychogener Natur, keine vegetativen Begleiterscheinungen)
- Migräneartiger Halbseitenkopfschmerz bei Angiom

Miosis

(s. a. Anisokorie S. 14) Pupillenweite <2 mm.

■ Anamnese

Gegenwärtige Beschwerden: Selbst aufgefallen? Erst bei Untersuchung festgestellt? Seit wann?

Mögliche Begleitsymptome: Kopfschmerzen? ► Augenschmerzen (Augenerkrankungen)? Lichtempfindlichkeit? Doppelbilderneigung? Verkleinerung eines Auges (Enophthalmus)?

Ursächliche Faktoren: Lues-Infektion? Lang dauernde, hoch dosierte Medikamenteneinnahme? ► Visusminderung (Glaukom, Iritis)? Drogenmissbrauch?

■ Befund

Allgemein- und Lokalbefund: Körperlicher Untersuchungsbefund. ► Injektion der Konjunktiva (Glaukom, Iritis usw.)? Fieber? ► Konsistenz des Bulbus oculi vermehrt (Glaukom)?

Neurologischer Befund: Reaktion der Pupillen nachweisbar? Andere Zeichen des Horner Syndroms (s.S. 134)? Sonstige Hirnnervenfunktionsstörungen? Augenhintergrund? Optische Medien getrübt (Spaltlampenuntersuchung)? Peripher-neurologischer Befund?

Psychischer Befund: Organisches Psychosyndrom.

■ Notwendige technische Verfahren

Labor:	Laborstatus, Lues-Serologie.
Augenärztliche Untersuchung:	Augendruckmessung, pharmakologische Pupillentestung (s.S. 16)

Lumbalpunktion:	Liquoruntersuchung. Lues?
CCT:	Ausschluss einer Raumforderung.

■ Indikationen für gezielte weitere Untersuchungen

Nach Ausschluss einer okulären Genese:	Thoraxübersichtsaufnahmen (Mediastinaltumor mit Horner Syndrom?).
Bei Verdacht auf chronischen Medikamentenmissbrauch:	Nachweis von Medikamenten oder Drogen.

Liste der Krankheiten und Syndrome

- Progressive Paralyse, Tabes dorsalis
- Opiatmedikation
- Einnahme von Parasympathikomimetika (Physostigmin, Pilocarpin, Eserin auch als Augentropfen (Glaukombehandlung))
- Kohlenmonoxidintoxikation
- Pflanzenschutzmittelvergiftung
- hochdosierter Nikotinabusus
- Doppelseitiges Horner-Syndrom bei Mediastinaltumor
- Syringomyelie
- Lokale Erkrankungen, besonders doppelseitiges Glaukom, Iritis bzw. deren Folgezustände
- Angeboren (selten)
- Pupillotonie (der gegenseitigen Pupille!)

Muskelatrophien

■ Anamnese

Gegenwärtige Beschwerden: Seit wann entwickelt sich die Muskelatrophie? Anfangs Schwäche? Symmetrische Ausprägung? Schmerzen (Myositis)? Generalisierte oder lokalisierte Muskelatrophie?

Mögliche Begleitsymptome: Gefühlsstörungen, Parästhesien (Polyneuropathie)? ► Motorische Schwäche in Abhängigkeit von der Tageszeit (Myopathie, Myasthenie)? Muskelzittern (Faszikulationen)?

Ursächliche Faktoren: ► In der Familie ähnliche Fälle (progressive Muskeldystrophie, dystrophische Myotonie, Myasthenie, Myotonia congenita)? Stoffwechselkrankheiten (Diabetes, Polyneuropathie)? Früher Unfälle mit peripherer Nervenbeteiligung (posttraumatische Spätläsion)? Vorerkrankungen oder Vorbehandlungen in der Nähe des betroffenen Nervenstammes (Bestrahlung, Tumoroperation, Narbenbildung)? Diabetes mellitus (lokale Lipatrophie bei Insulininjektionen)?

■ Befund

Allgemeinbefund: Körperlicher Untersuchungsbefund. Hinweise auf eine dysrhaptische Störung?

Neurologischer Befund: Bei Inspektion Faszikulieren? Bei leichter Abkühlung Faszikulieren? Nach Beklopfen Wulstbildung (Myotonie) oder Faszikulieren? Isolierte oder generalisierte Muskelatrophie? Zuordnung zu einem peripheren Nerven oder Nervenstamm möglich? Missverhältnis zwischen Muskelatrophie und klinischer Kraft (erhebliche Kraftminderung bei geringer Atrophie = Myopathie, Myasthenie; gut erhaltene Kraft bei fortgeschrittener Muskelatrophie = AML bzw. neurale Muskelatrophie); proximale oder distale Betonung? Pseudohypertrophie, insbesondere im Wadenbereich (Erb-Muskeldystrophie, Gnomenwaden)? Reflexsteigerung an den unteren Extremitäten, an den oberen Extremitäten Reflexabschwächung (AML)? Völliger Reflexverlust (Polyneuropathie)? Pyramidenbahnzeichen (Myelopathie, Systemerkrankung)? Gelenkbeweglichkeit erhalten (Ausschluss einer kontrakturbedingten Muskelatro-

phie)? Tiefensensibilitätsstörungen (Stimmgabel)? Hirnnervenfunktionsstörungen?

Psychischer Befund: Aggravation?

■ **Notwendige technische Verfahren**

Labor:	Laborstatus, Elektrolyte, Muskelfermente.
Elektromyogramm:	Faszikulieren, Fibrillieren, Denervierungszeichen, positive Wellen, gelichtetes Innervationsmuster, überhöhte Potentiale. Unter Reizung: Abnahme der Potentialhöhe bei tetanischer Reizung (Myasthenie).
Elektroneurographie:	Bestimmung der motorischen und sensiblen Nervenleitungsgeschwindigkeit: normal bei AML und Myopathien; motorische NLG verringert bei spinaler und neuraler Muskelatrophie; sensible NLG gemindert bei Polyneuropathie.
Liquoruntersuchung mit Queckenstedt-Versuch:	Ausschluss einer Polyneuropathie, eines spinalen Tumors und einer spezifischen Affektion (Lues-Reaktionen).

■ **Indikationen für gezielte weitere Untersuchungen**

Bei Verdacht auf intraspinalen oder intramedullären Tumor:	Myelographie, spinales CT, Kernspintomographie.
Bei Schwierigkeiten der Differentialdiagnose Myopathie – Neuropathie – Systemerkrankung:	Muskelbiopsie, ferment-histochemische Untersuchung.

Muskelatrophien

Bei positiver Familienanamnese zur differentialdiagnostischen Abgrenzung: Untersuchung von weiteren Familienmitgliedern.

Liste der Krankheiten und Syndrome

Generalisierte Muskelatrophien
Häufige Krankheiten

- Amyotrophische Lateralsklerose (Beginn meist an den Handmuskeln, dabei an den Beinen Pyramidenbahnzeichen mit Reflexsteigerung)
- Syringomyelie (Atrophien an den Hand- und Armmuskeln, schlaffe Paresen, Reflexverlust, Analgesie und Termhyp- oder Anästhesie, dissoziierte Empfindungsstörung, fibrilläre Zuckungen, starke trophische und vegetative Störungen, Verbrennungen!) Alter <40
- Progressive Bulbärparalyse (vorwiegender Befall der Zungen- und Schlundmuskulatur), nachfolgend Atemmuskulatur, armbetonte Extremitätenatrophien, Atemlähmung
- Polyneuropathie, meist diabetisch; Reflexverlust, strumpf- und handschuhförmige periphere Sensibilitätsstörungen, gelegentlich nur Minderung des Vibrationsempfindens – Frühsymptom –, mitunter auch Ataxie
- Atrophie nach zentraler Hemiparese
- Periarthritis humero-scapularis (Schulterblatt- und Schultermuskulaturatrophie); Bewegungseinschränkung
- Zervikale Myelopathie, enger Spinalkanal (seitliche HWS-Aufnahme, spinales CT)
- Arthrogen bedingte Inaktivitätsatrophie (z.B. rheumatische Polyarthritis, dabei oft ulnare Deviation; nach Frakturen)

Weniger häufige Krankheiten
- Progressive Muskeldystrophie (Erb), meist symmetrisch in der rumpfnahen Muskulatur beginnend, dabei Parese und Reflexverlust
- Progressive spinale Muskelatrophie (meist anfangs symmetrische Handmuskelatrophie, dann aufsteigend, fibrilläre Zuckungen, bevorzugtes Alter 30.–40. Lebensjahr)

- Neurale Muskelatrophie (Beginn an den Füßen, diskrete Sensibilitätsstörungen mit Hypästhesie und Schmerzen)
- Extramedullärer oder intramedullärer Tumor (meist Halsmark), meist radikuläre Hypästhesie und gekreuzte neurologische Symptomatik, häufig dissoziierte Empfindungsstörungen, Spastik der unteren Extremitäten, kein Faszikulieren
- Myasthenie (symptomatisch oder vererbt), Zunahme der Muskelschwäche über den Tag, Muskelatrophien weniger ausgeprägt
- Syringobulbie, vorwiegende Ausprägung der Syringomyelie im Bereich der Hirnnervenkerne mit Ausfall der motorischen Hirnnerven (Zungenatrophie, Schlucklähmung, Atemlähmung)
- Plexusschädigung (meist zervikal) durch Zerrung (Radunfall, Schulterunfall)
- Lokale Lipatrophie nach Insulininjektion

Seltene Krankheiten
- Myositis (Fieber, Schmerzen. Röntgen: Verkalkungen, Verhärtungen, rasche Atrophien und Funktionsstörungen), neurologischer Befund sonst in der Regel normal
- Dystrophische Myotonie, vorwiegend Kindes- und Jugendalter betroffen? Progrediente symmetrische Muskelatrophie, Reflexverlust, deutliche Schwäche
- Myotonia congenita, mehr Muskelschwäche als Muskelatrophien
- Myopathie mit Muskelatrophie bei Bronchialkarzinom (kleinzellig), sonstiger neurologischer Status in der Regel unauffällig, Laboruntersuchungen!
- Radikuläre Atrophie (mit Sensibilitätsstörung) bei Zervikalsyndrom durch degenerative Wirbelsäulenveränderungen mit Einengung der Foramina intervertebralia
- Tabes dorsalis (LP)

Lokale Muskelatrophien
Masseteratrophie: Kiefergelenkserkrankungen (Costen-Syndrom), Zustand nach Operationen; infratentorielle Prozesse mit einem auf den motorischen Anteil beschränkten Ausfall des N. trigeminus (selten), Zustand nach Kieferluxation.

Muskelatrophien

Daumenballenatrophie (Karpaltunnelsyndrom): Medianusschädigung, Hypästhesie der Handfläche, Hyperflektionsschmerz, Druckschmerz im volaren Handgelenksbereich, Schmerzen nach distal und zentral ausstrahlend.
Kleinfingerballenatrophie: Läsion des N. ulnaris im Handgelenksbereich mit Sensibilitätsstörungen.

■ Anamnese

Gegenwärtige Beschwerden: Wo? Spontan oder erst bei Untersuchung aufgefallen?

Mögliche Begleitsymptome: Schmerzen? Funktionsminderung? Verkrampfungen (Myotonie)?

Ursächliche Faktoren: Ähnliche Beschwerden in der Familie? Vorausgegangene körperliche Arbeit mit bevorzugter Belastung bestimmter Muskelpartien?

■ Befund

Allgemein- und Lokalbefund: Körperlicher Untersuchungsbefund. Messbarer Umfangsunterschied im Extremitätenbereich?

Neurologischer Befund: Veränderungen der groben Kraft? Reflexdifferenzen? ► Faszikulieren? Muskelwulstbildungen bei Beklopfen (Myotonie)? Funktionsstörung anderer Muskelgruppen (ohne Hypertrophie)? ► Hirnnervenfunktionsstörungen? Peripher-neurologische Ausfälle? Skelettmissbildungen (Friedreich-Fuß)?

Psychischer Befund: Aggravation?

■ Notwendige technische Verfahren

Labor:	Laborstatus, Muskelfermente.
Elektromyogramm:	Myotonische Reaktion? Neurogener Umbau? Degenerative Erkrankung? NLG?
Muskelbiopsie:	Artdiagnose der Muskelerkrankung.

Muskelhypertrophie

■ Indikationen für gezielte weitere Untersuchungen

Bei unklarem Befund: Liquoruntersuchung, Queckenstedt-Versuch, Lues- und Fermentuntersuchungen im Liquor. Muskelbiopsie mit fermenthistologischer Untersuchung, evtl. Weichteil-NMR.

Liste der Krankheiten und Syndrome

- Myotonia congenita (Thompson)
- Myotonische Reaktion (an allen quergestreiften Muskeln)
- Myotonische Dystrophie
- Progressive Muskeldystrophie (Erb) mit Pseudohypertrophie
- Pseudohypertrophie bei Skelettasymmetrien
- (asymmetrische) Hypertrophie bei entsprechender Muskelbelastung

■ Anamnese

Gegenwärtige Beschwerden: Seit wann? Morgens stärker? Abends stärker? Abhängigkeit von Kälteeinwirkung? Nur Schweregefühl (subjektiv)? Ermüdbarkeit bis zur völligen Erschöpfung (Myasthenie)?

Mögliche Begleitsymptome: Muskelzuckungen (Faszikulieren)? Schmerzen? Gefühlsstörungen (Polyneuropathie)? Verstärkung von Schmerzen beim Husten oder Niesen bzw. Pressen?

Ursächliche Faktoren: Ähnliche Beschwerden in der Familie? Einseitige oder Mangelernährung?

■ Befund

Allgemeinbefund: Körperlicher Untersuchungsbefund.

Lokal- und neurologischer Befund: Muskelatrophien im Bereich der angegebenen Schwäche? Generalisierte Muskelatrophie? Faszikulieren? Faszikulieren erst bei Kälteeinwirkung? Muskelwulstbildung bei Beklopfen (myotonische Reaktion)? ▶ Ptose (Myopathie)? Sonstige Hirnnervenstörungen? ▶ Pupillenstörung? Hoher Gaumen? Andere Zeichen für dysrhaphische Störungen? Reflexe lebhaft oder schwach? Missverhältnis zwischen Muskelmasse und aufgebrachter Leistung? Sensibilitätsstörungen? Koordinationsstörungen?

Psychischer Befund: Depression? Aggravation?

Muskelschwäche

■ Notwendige technische Verfahren

Labor:	Laborstatus, Muskelfermente, Elektrolyte.
EMG:	Differentialdiagnostische Abklärung: Myasthenische Reaktion (bei tetanischer Reizung) bzw. Nachweis der Jolly-Reaktion (nach maximaler Anspannung für mehrere Minuten Erschöpfung); Nachweis myopathischer Potentiale. Faszikulieren? Tensilon-Test: Besserung der Funktion und des EMG nach Injektion von Tensilon? NLG?
ENG:	Polyneuropathie mit Herabsetzung der Nervenleitgeschwindigkeit?
Muskelbiopsie:	Histologische und histochemische Diagnose.
Lumbalpunktion:	Liquoruntersuchung, Ausschluss eines intraspinalen Prozesses bzw. einer spezifischen Infektion.

■ Indikationen für gezielte weitere Untersuchungen

Bei pathologischem Liquor und/oder Verdacht auf intraspinalen krankhaften Prozess:	Queckenstedt-Versuch, Myelographie (Tumorausschluss).
Bei Verdacht auf Stoffwechselstörungen	Untersuchung auf Porphyrie, paraneoplastische Myopathie, diabetische Polyneuropathie, alkoholische Polyneuropathie, Tetanie.
Bei Verdacht auf Myasthenie:	Tensilontest.

Liste der Krankheiten und Syndrome

Häufige Krankheiten
- Myasthenia gravis pseudoparalytica, (Erkrankungsalter unter 50 Jahren, okulo-bulbär betont, Abnahme bei der Dauerkontraktion, Reflexe normal; Thoraxaufnahme – Thymushyperplasie?)
- ▶ Cholinergische Krise bei behandelter Myasthenie.
- Myasthenische Reaktion bei Myositis
- Pseudomyasthenie bei amyotrophischer Lateralsklerose
- Psychogene Lähmung, hysterische Reaktion

Weniger häufige Krankheiten
- Myasthenische Reaktion bei Systemerkrankungen
- Myasthenische Reaktion bei progressiver Muskeldystrophie
- Thyreotoxikose (Myopathie)
- Resorptionsstörungen (Malabsorptionssyndrom) Myasthenisches Syndrom bei Bronchialkarzinom (>50 Jahre, proximal betont, Kraftzunahme (!) bei Dauerkontraktion, Reflexe abgeschwächt)
- Psychose
- Polyneuropathie

Seltene Krankheiten
- Beginnende Poliomyelitis (fieberhaftes Vorstadium, Reflexabschwächung)
- Addisonkrise
- Tetanie

Krankenhauseinweisung in der Regel notwendig zur
- weiteren Abklärung

Mydriasis

(s.a. Anisokorie S. 14) Pupillenweite >4mm.

■ Anamnese

Gegenwärtige Beschwerden: Unscharfes Sehen? Erschwertes Nahsehen?

Mögliche Begleitsymptome: Heiserkeit, Doppelbilder (Botulismus)? Kopfschmerzen? Unsicherheit beim Gehen?

Ursächliche Faktoren: Kopfschmerzen, Bewusstseinstrübung, ▶ komatöser Zustand (intrakranielle Drucksteigerung)? ▶ Vergiftung möglich? Botulismus möglich? Glaukombehandlung? Anfallsleiden bekannt (postiktale Mydriasis)?

■ Befund

Allgemeinbefund: Körperlicher Untersuchungsbefund.

Neurologischer Befund: Reaktion auf Licht erhalten? Doppelbilder? Sehfähigkeit? Augenhintergrund? Nackensteifigkeit? ▶ Amaurose (Glaukom)? Sonstige Hirnnervenausfälle? Peripher-neurologischer Befund? Ataxie (Lues, Hirntumor, Kleinhirntumor)?

Psychischer Befund: Psychoorganisches Syndrom? Bewusstseinsstörung?

■ Notwendige technische Verfahren

Labor.	Laborstatus, Lues-Reaktionen.
Augenärztliche Untersuchung:	Augenhintergrund, Gesichtsfeld, Sehprüfung, pharmakologische Pupillentestung (s.S. 16).
Röntgenaufnahmen:	Schädelübersicht in 2 Ebenen, Rhese.
CCT:	Hypo- oder hyperdense Zone? Mittellinienverlagerung?
EEG:	Iktuale Muster, Herdbefund?

■ Indikationen für gezielte weitere Untersuchungen

Bei Verdacht auf spezifische Infektion:	Lumbalpunktion und Liquoruntersuchung (Lues-Reaktionen, Elektrophorese).
Bei pathologischem CCT:	Angiographie und/oder neurochirurgisches Konsil. NMR.
Bei Verdacht auf postiktalen Dämmerzustand:	EEG, gegebenenfalls Provokations-EKG. Antikonvulsive Therapie durch Blutspiegelbestimmungen kontrollieren!
Bei Verdacht auf Intoxikation:	Toxikologische Untersuchung von Körperflüssigkeiten und Erbrochenem (Mageninhalt).

Liste der Krankheiten und Syndrome

Häufige Krankheiten
- Intrakranielle Drucksteigerung (meist miotisches Vorstadium), dann mit Bewusstseinstrübung bzw. Bewusstlosigkeit
- Zerebrales Koma nach hirnorganischem Anfall (verlängerter postiktaler Dämmerzustand)
- Koma im präterminalen Zustand
- Intoxikation durch Botulismus, Methylalkohol, Giftpilze (Phalloidin)
- Chronische Intoxikation durch Atropin, Scopolanin, Pervitin, Kokain und Zyankali
- Glaukom mit Erblindung (keine Pupillenreaktion)!

Weniger häufige Krankheiten
- Lues cerebri (häufiger Miosis)
- Progressive Paralyse (häufiger Miosis)
- Pupillotonie (auch paradoxe Reaktion möglich)

■ Anamnese

Gegenwärtige Beschwerden: Seit wann aufgefallen? Schwindel? Verstärkung der Schwindelbeschwerden bei Augenschluss?

Mögliche Begleitsymptome: Unscharfes Sehen, vor allem bei Blick in Richtung der schnellen Nystagmuskomponente? Kopfschmerzen? Schwindel? Doppelbilderneigung bei Blick in die Richtung der schnellen Komponente? Hörstörung? Unsicherheit heim Gehen? Verstärkt im Dunkeln (spinale Ataxie)? Pelzigkeit im Gesicht (Trigeminus)?

Ursächliche Faktoren: Pendelförmige Augenbewegungen? Keine Scheinbewegungen der Umwelt, Angehörige mit Augenzittern (kongenitaler Nystagmus)? ► Schädeltrauma vorausgegangen? ► Nackenschmerzen, Nackensteifigkeit, Fieber ► (Meningoenzephalitis)?

■ Befund

Allgemeinbefund: Körperlicher Untersuchungsbefund.

Neurologischer Befund: Spontannystagmus bei offenen oder geschlossenen Augen (Palpation der Bulbi)? Verstärkung bei Blick in die Richtung der schnellen Komponente? Nur Endstellungsnystagmus, symmetrisch? Vertikaler Endstellungsnystagmus (mediales Längsbündel)? Erschöpflicher oder unerschöpflicher Endstellungsnystagmus? Blickrichtungsnystagmus? Sakkadierte Blickfolgebewegungen, horizontal oder vertikal? Pendelnystagmus? Form- oder Richtungsänderung (palpabel) bei offenen bzw. geschlossenen Augen; nur auslösbar bei monokulärer Fixation (ein Auge abdecken)? Rucknystagmus (N. retractorius)? Sonstige Hirnnervenstörungen? Augenhintergrund? Peripher-neurologischer Befund? Ataxie?

Psychischer Befund: Organisches Psychosyndrom?

■ Notwendige technische Verfahren

Labor:	Laborstatus.
Untersuchung unter der Frenzel-Brille:	Beobachtung des Nystagmus mit fast vollständiger Ausschaltung der Fixation.
Nystagmographie:	Elektro- oder Fotoelektronystagmographie, Formanalyse und Bestimmung von Frequenz, Winkelgeschwindigkeit der langsamen Nystagmusphase und Amplitude (definierte Reizungen).
Thermische Vestibularisprüfung:	Nach Spiegelung des Trommelfells (keine Perforation) Feststellung der thermischen Erregbarkeit.
Audiogramm:	Hörstörung?
AEP:	Leitungsstörung der Hörbahn?
Röntgenaufnahmen:	Schädelübersicht in 2 Ebenen, Stenvers, atlanto-okzipitaler Übergang.
CCT:	Hypo- oder hyperdense Zone? Kleinhirnbrückenwinkel? Felsenbeine? Kleinhirnschichten?
Lumbalpunktion:	Liquoruntersuchung (Meningoenzephalitis, Encephalomyelitis disseminata).

■ Indikationen für gezielte weitere Untersuchungen

Bei Verdacht auf Raumforderung oder Missbildung der hinteren Schädelgrube:	Computertomographie, evtl. Angiographie.
Bei pathologischem CCT:	Angiographie. NMR.

Liste der Krankheiten und Syndrome

Häufige Krankheiten
- Medikamenteneffekt (horizontaler unerschöpflicher Endstellungsnystagmus; Opiate oder andere Rauschgifte = vertikaler Spontan- oder Endstellungsnystagmus)
- Multiple Sklerose (zentral ausgelöster vestibulärer Nystagmus, Richtungsüberwiegen mit Spontannystagmus, Störung der Blickfolgebewegungen und des optokinetischen Nystagmus) Vestibuläre Enthemmung (Nystagmus alternans oder doppelseitiger Spontannystagmus)
- Zustand nach alter (traumatischer) peripherer Vestibularisläsion, Richtungsüberwiegen, gelegentlich Spontannystagmus, keine zentralen Zeichen
- Wallenberg-Syndrom (mit Horner-Syndrom, Trigeminusausfall, Ataxie)
- Nystagmus bei Blickparese (Durchblutungsstörung, Enzephalitis) durch die dissoziierte Störung erkennbar, zusätzlich (gelegentlich) inkomplette Blickparese

Weniger häufige Krankheiten
- Angeborener Nystagmus als Pendelnystagmus, gelegentlich nur bei monokulärer Fixation auslösbar; oft Umkehr der Richtung des optokinetischen Nystagmus, keine neurologischen Ausfälle. Richtungswechsel bei elektronystagmographischer Untersuchung bei offenen und geschlossenen Augen
- Syringobulbie (dissoziierter Nystagmus möglich)
- Infratentorieller Tumorprozess oder Gefäßmissbildung, z.B. Akustikusneurinom (meist Richtungsüberwiegen mit Hörstörung und Ataxie), Kleinhirnangiom (ipsilateraler Spontannystagmus und Endstellungsnystagmus), Ponstumor (vertikale Blickparese, vertikaler Nystagmus, Augenmuskelstörungen, Liquoreiweißerhöhung; ipsilateraler Spontannystagmus, rotatorisches Überwiegen zur Gegenseite, optokinetischer Nystagmus ipsilateral verlangsamt, ipsilaterale Blickparese)
- Parkinson-Syndrom (sakkadierte Blickfolgebewegungen, Blickrichtungsnystagmus)
- Muskuloparetischer Nystagmus bei Augenmuskelparese (an der Störung der Augenmotilität bei Doppelbilderprüfung zu erkennen)

- Hoher Halsmarktumor (rotatorischer Nystagmus und Richtungsüberwiegen)
- Großhirntumor (kein Spontannystagmus, ipsilaterales Überwiegen der rotatorischen Erregbarkeit, optokinetischer Nystagmus kontralateral gestört)
- Arnold-Chiari-Syndrom

Seltene Krankheiten
- Bergarbeiter-Nystagmus
- Refsum-Syndrom (mit Retinitis pigmentosa und Polyneuropathie)
- Hysterischer Nystagmus (Frequenz 15–25/sec), dabei Konvergenzreaktion und Lidspaltenverengerung beidseits

Ohrgeräusche

■ Anamnese

Gegenwärtige Beschwerden: Seit wann? In der Stärke zunehmend? Charakter der Geräusche (gleichmäßig, geräuschartig, mehr tonartig, pulsierend, rhythmisch)? Abhängig von Körperlage? Lokalisierbarkeit in ein Ohr oder auftretend in beiden Ohren, evtl. wechselnd? Rauschen (breitbandig oder schmalbandig?)? Tonales Ohrgeräusch (hoch – mittel – tief)? Mischung von Geräusch und Ton?

Mögliche Begleitsymptome: Hörstörung, einseitig oder beidseitig?

Ursächliche Faktoren: Vorausgegangener Unfall ▶ (posttraumatische Fistelbildung zwischen A. und V. jugulares, ▶ Sinus-cavernosus-Fistel)? Hypertonie? Vorausgegangene Ohr- oder Gehörgangserkrankung?

■ Befund

Allgemeinbefund: Körperlicher Untersuchungsbefund.

Neurologischer und Lokalbefund: Lokale Veränderungen im äußeren Gehörgang, Hinweise für Otitis media, Klopfschmerz des Mastoids, Tubenkatarrh, Gehörgangsverschluss durch Zerumen oder Furunkel? Hörstörung (Stimmgabelversuch)? Nystagmus? Änderung des Geräuschcharakters bei (vorsichtiger) Kompression der Karotis? Sensibilitätsstörung im Bereich der Hunt-Zone? Sonstige Hirnnervenausfälle? Peripher-neurologischer Befund? Ataxie? Auskultationsbefund im Kopfbereich, Pulssynchrone Geräusche, die auch vom Untersucher gehört werden können (Angiom)? Peripher-neurologischer Befund?

Psychischer Befund: Depressive Reaktion bei Schwerhörigkeit? Aggravation? Anhalt für Psychose (Halluzinationen)?

■ Notwendige technische Verfahren

Labor:	Laborstatus.
Otologische Untersuchung:	Audiogramm (Otosklerose Erkrankung des Mittelohrs?), Vestibularisprüfung, Elektrocochleographie, Tinnitusanalyse.
Röntgenaufnahmen:	Schädelübersicht in 2 Ebenen, Schüller – Stenvers (Otitis, Mastoiditis, Akustikustumor?).
CCT:	Hypo- oder hyperdense Zone? Kleinhirnbrückenwinkel? Felsenbeinschichten?
AEP:	Leitungsstörung im Bereich der Hörbahn.
Dopplersonographie:	Ausschluss einer extrakraniellen Gefäßstenose.
EEG:	Allgemeinveränderung? Herdbefund?

■ Indikationen für gezielte weitere Untersuchungen

Bei Verdacht auf vestibuläre Untererregbarkeit (Tumor oder Intoxikation):	Thermische Erregbarkeitsprüfung, rotatorische Untersuchung, Elektronystagmographie.
Bei Verdacht auf arteriovenöse Fistelbildung (pulssynchrones Geräusch, evtl. unterdrückbar durch Gefäßkompression):	Hirnszintigramm oder Computertomogramm, evtl. Angiographie (stationär, Katheterangiographie). NMR.
Bei vorausgegangener Verletzung und Verdacht auf pathologische Fistelbildung (pulssynchrone Geräusche):	Angiographie (pathologische Gefäßbildung?).

Liste der Krankheiten und Syndrome

Häufige Krankheiten
- Erkrankung eines oder beider Ohren mit Störung der Luftleitung, z.B. Otitis media, Tubenkatarrh, Zerumen, Gehörgangsfurunkel
- Morbus Ménière (anfangs meist einseitig) mit Schwindel, Zustand nach Barotrauma oder Schalltrauma
- Otosklerose (Schwerhörigkeit)
- Arteriosklerose (meist andere Zeichen, Hypertonie!), Presbyakusis
- Aneurysmen

Weniger häufige Krankheiten
- Toxisch nach Medikamenten (Alkohol, Koffein, Arsen, Nikotin, Salizylate, Chinin, Antibiotika-Aminoglykoside)
- Arteriovenöser Shunt (Angiom, Fistelbildung nach Unfall oder Gefäßpunktion, auch spontan auftretend). Zustand nach Schädel-Hirntrauma
- Stark vaskularisierte Tumoren, insbesondere im Bereich der mittleren und hinteren Schädelgrube. Tumoren des 8. Hirnnerven

Seltene Krankheiten
- Akustikusneurinom
- Myoarthropathien des Kiefergelenks
- Akustische Halluzinationen (selten)

Die **externe** Ophthalmoplegie ist eine Lähmung der vom N. oculomotorius versorgten äußeren Augenmuskeln; bei der **internen** Ophthalmoplegie besteht ein Ausfall der von parasympathischen Fasern innervierten inneren Augenmuskeln; die Kombination von beiden wird als **äußere und innere** Ophthalmoplegie (komplette Okulomotoriuslähmung) bezeichnet. Wenn auch die vom N. abducens und N. trochlearis innervierten Augenmuskeln gelähmt sind, besteht eine **totale** Ophthalmoplegie.

■ Anamnese

Gegenwärtige Beschwerden: Akut aufgetreten? Langsam aufgetreten? Einseitig? Doppelseitig?

Mögliche Begleitsymptome: Schmerzen (Diabetes mellitus)? Sehstörungen (Pupillenstörungen)? Doppelbilder?

Ursächliche Faktoren: Diabetes mellitus bekannt? Migräne?

■ Befund

Allgemeinbefund: Körperlicher Untersuchungsbefund. Auskultationsbefund (Angiom, Aneurysma?) Im Seitenvergleich Verlagerung des Bulbus?

Neurologischer Befund: Äußere Ophthalmoplegie? Innere Ophthalmoplegie? Kombinierte Ophthalmoplegie? Totale Ophthalmoplegie? Augenhintergrund? Sonstige Hirnnervenfunktionsstörungen? Ataxie? Peripher-neurologischer Befund? Pyramidenbahnzeichen?

Psychischer Befund: Organisches Psychosyndrom? Aggravation (Ptose geht nur bis an den Rand der Pupille, Kopf wird nicht kompensatorisch nach hinten geneigt gehalten!)?

Ophthalmoplegie

■ Notwendige technische Verfahren

Labor:	Laborstatus.
Röntgenaufnahmen:	Schädelübersicht in 2 Ebenen, Schädelbasis, Rhese, Brillenaufnahme.
CCT:	Hypo- oder hyperdense Zone? Kontrastanhebung! Orbitaschichten, Schädelbasis.
Lumbalpunktion:	Liquoruntersuchung (blutiger Liquor? Karotisaneurysma?).
NMR:	Signalintensiver Bezirk?

■ Indikationen für gezielte weitere Untersuchungen

Bei Verdacht auf Ischämie:	Dopplersonographie (extrakranielle Stenose?), bei pathologischem Befund Angiographie.
Bei Verdacht auf Aneurysma der Karotis oder der Hirnbasisgefäße:	Karotisangiographie.
Bei pathologischem CCT:	NMR, Angiographie.
Bei Verdacht auf luische Erkrankung:	Lues-Serologie, Liquorkontrolle.

Liste der Krankheiten und Syndrome

Totale Ophthalmoplegie

- Karotisaneurysma
- Arteriitis temporalis
- Sinus-Cavernosus-Syndrom (Schmerzen)
- Botulismus (Heiserkeit)
- Basale Arachnitis und Meningitis (Lues, Tuberkulose, Karzinose, Sarkomatose)
- Basisfrakturen
- Diabetische Ophthalmoplegie (Schmerzen)
- Retro-orbitale und Keilbein-Tumoren (mit Achsenverlagerung des Bulbus; Keilbeinmeningiom)

Äußere Ophthalmoplegie

- Myasthenie
- Chronisch-progressive Ophthalmoplegie
- Myotone Dystrophie
- Muskeldystrophie
- Migräne

Innere Ophthalmoplegie

- Intoxikation mit Sympathikomimetika
- Parasympathikuserkrankungen
- Zentrale Vagusstörungen

Nukleäre Ophthalmoplegien

- Angeborene Ophthalmoplegie (meist mit Fazialislähmung und Ausfall weiterer Hirnnerven, einseitig oder doppelseitig, meist mehrfache Missbildungen)
- chronisch-progressive Ophthalmoplegie (familiär, dominant erbliches Leiden)
- Progressive Bulbärparalyse

Optikusatrophie

■ Anamnese

Gegenwärtige Beschwerden: Einseitig? Doppelseitig? Bei neurologischer oder augenärztlicher Untersuchung aufgefallen? Sehstörungen? Visusminderung? Beidseitige oder einseitige Visusminderung?

Mögliche Begleitsymptome: Kopfschmerzen (raumfordernder Prozess)? ▶ Unsicherheit in einer Extremität (Ataxie)? Doppelbilderneigung (multiple Sklerose)? ▶ Fieber und Nackensteifigkeit ▶ (Meningoenzephalitis, Pseudotumor cerebri)? Schielneigung, Schielamblyopie?

Ursächliche Faktoren: ▶ Toxineinwirkung möglich (z.B. Methylalkohol)? Frühere Erkrankung mit intrakranieller Drucksteigerung (postpapillitische Optikusatrophie)? Trauma vorausgegangen?

■ Befund

Allgemeinbefund: Körperlicher Untersuchungsbefund.

Neurologischer Befund: Nur temporale Abblassung? ▶ Kombination von einseitiger Optikusatrophie mit gegenseitiger Stauungspapille (Foster-Kennedy-Syndrom)? Augenmotilitätsstörung? Doppelbilder? Nystagmus? ▶ Geruchsstörung (basaler Tumor, Olfaktoriusmeningiom, Olfaktoriusneurinom)? Periphere Seitendifferenzen? Allgemeiner Gefäßprozess? Pyramidenbahnzeichen?

Psychischer Befund: Organisches Psychosyndrom? Aggravation?

■ Notwendige technische Verfahren

Labor:	Laborstatus.
Augenärztliche Untersuchung:	(Falls nicht schon durchgeführt) Gesichtsfeldbestimmung, Visus. Primäre oder sekundäre Opticusatrophie?

Röntgenaufnahmen:	Schädelübersicht in 2 Ebenen (Pinealis, Sella), Rhese (Foramen opticum), Stenvers.
Computertomogramm:	(mit Kleinhirnschichten!) Raumfordernder Prozess?
EEG:	Allgemeinveränderung? Herdbefund?
VEP:	Latenzen?

■ Indikationen für gezielte weitere Untersuchungen

Bei Verdacht auf multiple Sklerose:	Lumbalpunktion, Liquoruntersuchung (Elektrophorese).
Bei Verdacht auf Durchblutungsstörungen im Zusammenhang mit Rhythmusstörungen	Langzeit-EKG-Überwachung.
Bei zusätzlichen Augenschmerzen	Augendruckmessung, augenärztliche Kontrolluntersuchung.
Bei Verdacht auf extrakranielle Stenose:	Dopplersonographie.
Bei negativem CCT:	NMR (multiple Sklerose?)

Liste der Krankheiten und Syndrome

Häufige Krankheiten
- Retrobulbäre Neuritis (Visusminderung spät auftretend), im Bereich der temporalen Papillenhälfte ist die Zahl der vaskularisierenden Kapillaren vermindert (insgesamt mindestens 10 im Bereich der gesamten Papille), z.B. bei multipler Sklerose
- ▶ Intrakranielle Drucksteigerung ▶ (Visusminderung = Alarmzeichen)
- Zustand nach Stauungspapille

Optikusatrophie

- Durchblutungsstörungen bei extrakranieller Gefäßstenose, Gefäßverschluss oder intrakraniellem Gefäßprozess (mit Verschluss der A. ophthalmica)
- Hypophysenadenom

Weniger häufige Krankheiten
- Intoxikationen (Methylalkohol, Kohlendioxid, Arsen, Thallium)
- Lues oder Tabes (spezifische Reaktionen)
- Foster-Kennedy-Syndrom (auf einer Seite primäre Optikusatrophie durch Druck auf den N. opticus, auf der Gegenseite Stauungspapille und postpapillitische Atrophie), Tumor der vorderen Schädelgrube, meist Olfaktonusmeningiom
- Arachnitis optico-chiasmatica
- Neuromyelitis optica
- Arteriitis (temporalis) (BSG?)

Seltene Krankheiten:
- Lebersche Opticusatrophie

■ Anamnese

Gegenwärtige Beschwerden: Seit wann? Einseitig oder beidseitig? Verstärkung im Liegen (Otitis media)? Abhängigkeit von äußeren Faktoren? Ausstrahlung in den Rachen und Schlund (N. glossopharyngeus)? Ausstrahlung in Hals und Schläfe (3. Zervikalwurzel)? Ausstrahlung in Zähne und Gesicht (N. trigeminus, N. vagus)?

Mögliche Begleitsymptome: Druckschmerz hinter dem Ohr (Mastoiditis)? Veränderungen im Bereich des äußeren Gehörgangs (Gehörgangsfurunkel, ▶ Zoster oticus)? Herzrhythmusstörungen im Schmerzanfall (Glossopharyngeusneuralgie)?

Ursächliche Faktoren: Ausgelöst nur beim Schlucken (Kopfschiefhaltung; vor allem bei kalten Speisen; Glossopharyngeusneuralgie)? Vorausgegangene Bläschen im Bereich der Ohrmuschel oder des Gehörgangs (Zoster oticus)? Früher Beschwerden von seiten der Zähne, des Kiefergelenkes oder der Tonsillen (irradiierter Schmerz)?

■ Befund

Allgemeinbefund: Körperlicher Untersuchungsbefund.

Neurologischer und Lokalbefund: Ohrenspiegelung (Trommelfellentzündung, Perforation, äußerer Gehörgang)? Klopfschmerz des Mastoids oder der Schädelkalotte? Veränderungen im Bereich der Ohrmuschel? Weitere Hirnnervenstörungen (Fazialisparese und Störungen des Kochlearis und Vestibularis beim Zoster oticus)? Stimmgabelprüfung? Augenhintergrund (Stauungspapille)? Periphere Reflexe? Ataxie (zerebelläre Tumoren)?

Psychischer Befund: Psychosyndrom, Aggravation?

Otalgie

■ Notwendige technische Verfahren

Labor: Laborstatus.

HNO-ärztliche Untersuchung: Äußerer Gehörgang, Trommelfellper-
                                    foration? Audiogramm? Vestibulari-
                                    sprüfung? Triggerzone im Ohr oder
                                    Rachen?

Röntgenaufnahmen: Schädelübersicht in 2 Ebenen, Schül-
                                    ler – Stenvers, Kiefergelenke, NNH
                                    (Mastoiditis, Mittelohrtumoren, Aku-
                                    stikusneurinom?).

CCT: Hypo- oder hyperdenser Bezirk? Fel-
                                    senbein? Kleinhirnbrückenwinkel?

AEP: Latenzen?

■ Indikationen für gezielte weitere Untersuchungen

Bei Verdacht auf Otitis media: HNO-ärztliche Untersuchung, Kon-
                                    trolle der Röntgenbilder, Laborkon-
                                    trolle.

Bei Verdacht auf Zoster oticus: Titerbestimmung, Liquoruntersu-
                                    chung.

Bei pathologischem CCT: Angiographie, Liquoruntersuchung.
                                    evtl. NMR.

Liste der Krankheiten und Syndrome
- Otitis media
- Mastoiditis
- Tubenkatarrh
- Entzündungen des äußeren Gehörgangs (bis zum Gehörgangsfurun-kel)
- Herpes zoster oticus (meist mit Fazialisparese sowie Störungen des Kochlearis und Vestibularis)
- Tumoren des Mittelohrs
- Reflektorisch bei Zungen- und Kehlkopferkrankungen.
- Glossopharyngeusneuralgie

Parästhesien

■ Anamnese

Gegenwärtige Beschwerden: Seit wann? Symmetrisch? Nur an den oberen Extremitäten? In einem Bereich des Stammes oder des Gesichtes?

Mögliche Begleitsymptome: Abhängigkeit von äußeren Faktoren? Koordinationsstörungen? Bewegungsstörungen? Störungen der groben Kraft? Unsicherheit beim Gehen? Kopfschmerzen? Hyperventilationsneigung?

Ursächliche Faktoren: Anhalt für Medikamenten- oder Alkoholmissbrauch? Andere Toxineinwirkung? Stoffwechselstörung (diabetische Polyneuropathie)?

■ Befund

Allgemeinbefund: Körperlicher Untersuchungsbefund. Gefäßgeräusche am Hals?

Neurologischer Befund: Abgrenzung der Parästhesien möglich? Symmetrisch? An allen vier Extremitäten? Kombiniert mit einer Minderung der Oberflächensensiblität, des Vibrationsempfindens, des Temperaturempfindens (funikuläre Myelose)? Reflexabschwächungen? Reflexausfälle (ASR meist zuerst)? Motorische Störungen? Objektivierbare Koordinationsstörungen? Verstärkung der Koordinationsstörungen bei Augenschluss (spinal)? Störungen der Temperaturempfindung (funikuläre Myelose)? Hirnnervenfunktionsstörungen? Augenhintergrund? Pyramidenbahnzeichen? Muskelatrophien?

Psychischer Befund: Aggravation?

■ Notwendige technische Verfahren

Labor: Laborstatus (Kalzium, Blutzucker).

Röntgenaufnahmen: Wirbelsäule oder Schädel, entsprechend dem neurologischen Befund.

EEG:	Nachweis einer Hyperventilationslabilität (spricht für Tetanie, auch bei asymmetrischen Parästhesien). Allgemeinveränderung? Herdbefund?
Lumbalpunktion:	Liquoruntersuchung, Queckenstedt-Versuch.

■ Indikationen für gezielte weitere Untersuchungen

Bei Verdacht auf Tetanie (wenn andere Untersuchungen negativ):	Elektromyogramm mit Nachweis der Doppelentladungen (Doubletten) oder Mehrfachentladungen.
Bei Verdacht auf Polyneuropathie:	Elektromyographie, Elektroneurographie.
Bei Verdacht auf spinalen raumfordernden Prozess (Eiweißerhöhung)	Zervikale Myelographie, spinales CT. NMR.
Bei Hinweisen für psychogene Auslösung:	Psychiatrisches Konsil.
Bei Verdacht auf extrakranielle Stenose	Dopplersonographie.
Bei Verdacht auf MS:	Liquordiagnostik mit Eiweißprofil, NMR.

Liste der Krankheiten und Syndrome
- Polyneuropathie
- Tetanie
- Spinaler raumfordernder Prozess
- Engpasssyndrom (Karpaltunnelsyndrom = Handfläche; Ulnarisrinnensyndrom = ulnare Handkante; Tarsaltunnelsyndrom Fußsohle; Skalenussyndrom = diffus im Arm)
- Funikuläre Myelose (oft Kälteüberempfindlichkeit)

Parästhesien

- Schmerzhafte Parästhesien = Burning feet = Akrodynie, meist bei Polyneuropathie (Diabetes mellitus)
- Extrakranielle Stenose (flüchtig, halkbseitig)
- Pellagra (selten)
- beginnende MS
- psycho-somatische Beschwerden

■ Anamnese

Gegenwärtige Beschwerden: Seit wann Gehstörungen? Spannungsgefühl in den Beinen? Unsicherheit beim Gehen? Zunahme der Beschwerden? Intermittierender Verlauf?

Mögliche Begleitsymptome: Gefühlsstörungen? Unwillkürliches Muskelzucken? Rückenschmerzen? ► Blasenstörungen? ► Potenzstörungen? Darmstörungen? Muskelschwund? Kältehyperästhesie?

Ursächliche Faktoren: Nackenschmerzen? Früher Wirbelsäulentrauma (Hämatomyelie)?

■ Befund

Allgemeinbefund: Körperlicher Untersuchungsbefund. Hüftgelenksbeweglichkeit?

Neurologischer Befund: Symmetrische oder asymmetrische Paraspastik? Zunahme des Dehnungswiderstandes bei steigender passiver Dehnung (Abgrenzung von Rigor)? Pyramidenbahnzeichen auslösbar? Spontan-unerschöpflicher Klonus? Sensiblitätsstörungen? Tiefensensibilitätsstörungen? Hirnnervenfunktionen? Augenhintergrund? Störungen des Lagesinns? Sphinkterreflex? Sphinktertonus? ► Reithosenanästhesie?

Psychischer Befund: Organisches Psychosyndrom? Aggravation?

■ Notwendige technische Verfahren

Labor:	Laborstatus.
Lumbalpunktion:	Liquoruntersuchung, Immunelektrophorese (γ-Globuline), Queckenstedt-Versuch.
Röntgenaufnahmen:	BWS, HWS, LWS in 2 Ebenen.

Paraspastik

Schilling-Test:	Vitamin B12-Resorptionsstörung?
Spinales CT:	Falls kein Höhenhinweis (sensible segmentale Störung HWS-BWS-Bereich?). NMR
Bei negativem SCT:	Myelographie (und Myelo- und/oder NMR.

■ Indikationen für gezielte weitere Untersuchungen

Bei pathologischem Liquor und/oder pathologischer Myelographie:	Spinales CT in der klinisch vermuteten Höhe. NMR.
Bei sekundären Resorptionsstörungen durch Magen-Darm-Erkrankungen:	Internistisches Konsil.
Bei negativen Befunden im spinalen Bereich:	CCT (Mantelkantensyndrom).

Liste der Krankheiten und Syndrome
- Zervikale Myelopathie (verbreiterte Rückenmarkskontur in der Myelographie verengter Spinalkanal)
- Funikuläre Spinalerkrankung (Kältehyperästhesie)
- Encephalomyelitis disseminata
- Spinaler Tumor
- A. spinalis-posterior-Syndrom
- Beginnende Systemdegenerationen (amyotrophe Lateralsklerose, spastische Spinalparalyse, meist mit Muskelatrophien)
- Malabsorptionssyndrom (z.B. Sprue)
- Stiff-Man-Syndrom.
- Mantelkantensyndrom (selten)

Krankenhauseinweisung notwendig für
- (internistische) Abklärung

■ Anamnese

Gegenwärtige Beschwerden: Seit wann aufgefallen? Allgemeine Verlangsamung? Schwierigkeiten, feinere Bewegungen durchzuführen? Längere Zeit notwendig, um sich anzuziehen oder andere Verrichtungen zu verbringen? Muskuläre Verspannung? Zittern (Tremor)?

Mögliche Begleitsymptome: Psychoreaktive Veränderungen? Schwierigkeiten, mit der Umgebung zurechtzukommen? Depressionsneigung? Schlafstörungen?

Ursächliche Faktoren: Allgemeine Voralterung? Gefäßprozess (Hypertonie) bekannt? Medikamentenbehandlung (Neuroleptika)?

■ Befund

Allgemeinbefund: Körperlicher Untersuchungsbefund. Vermehrte Salivation? Glänzendes Salbengesicht? Vornübergeneigte Haltung?

Neurologischer Befund: Mangelnde Mitbewegung der Arme beim Gehen? Verminderung des mimischen Ausdrucks? Keine starke individuelle Bewegungsdynamik? Propulsion? Retropulsion? Lateropulsion? Erhöhung des Muskeltonus (Rigor: Vermehrter Spannungszustand, der sich bei passiver Bewegung – im Gegensatz zur Spastik – nicht steigert!)? Halbseitige Bevorzugung der Erscheinungen? Motorische Unruhe? Tremor? Koordinationsstörungen? Allgemeine Verlangsamung? Hirnnervenfunktionsstörungen? Normaler Reflexstatus? Glabella-Reflex gesteigert? Pyramidenbahnzeichen? Sensibilitätsstörungen? Seltener Lidschlag? Leise (aber nicht aphonische) Stimme? Mikrographie? Starthemmung? Paradoxe Kinesen (Laufen unter extremer psychischer Belastung möglich)? Freezing (Bewegungsblockade bei emotionaler Belastung)?

Psychischer Befund: Organisches Psychosyndrom? Depressive Verstimmung?

Parkinson-Syndrom

■ Notwendige technische Verfahren

Labor:

Laborstatus.

EEG:

Verlangsamter Grundrhythmus (α-Rhythmus unter 8/sec), Verlangsamung im Bereich der Temporalregionen. Allgemeinveränderung? Herdbefund?

Röntgenaufnahmen:

Schädelübersicht in 2 Ebenen, Thoraxübersicht (Herzfigur, Herzinsuffizienz, dekompensierter Hypertonus?).

CCT:

Hypodense Zonen? Ventrikelerweiterung? Äußere Hirnatrophie? NMR.

■ Indikationen für gezielte weitere Untersuchungen

Bei Verdacht auf medikamentöse Auslösung des Parkinson-Syndroms:

Absetzen der Medikamente, evtl. Urinuntersuchung, Antidot (Biperiden [Akineton] i.v.).

Bei pathologischem CCT mit Verdacht auf Stammganglientumor:

Nach Abschätzung der Operabilität (Alter, Lage des Tumors) evtl. Angiographie. NMR.

Bei Verdacht auf entzündlichen Prozess:

Lumbalpunktion und Liquoruntersuchung.

Bei Verdacht auf extrakranielle Stenose

Dopplersonographie.

Liste der Krankheiten und Syndrome (Tremorfrequenz s.S. 254)

Häufige Krankheiten
- Familiäre Parkinson-Krankheit (Erkrankungsalter im Durchschnitt 40 Jahre)
- Sporadische Parkinson-Krankheit (Erkrankungsalter im Durchschnitt 60 Jahre)
- Seniler (arteriosklerotischer) Parkinsonismus (Durchschnittsalter 70 Jahre)
- Medikamentös ausgelöstes Parkinson-Syndrom (Reserpin, Phenothiazine, Butyrophenon, Parasympathikomimetika)
- Seniler Tremor

Weniger häufige Krankheiten
- Psychogener Tremor (Frequenz 8–12/sec)
- Parkinson-Syndrom bei Polycythaemia vera
- Stammganglientumor
- Sonstige Hyperkinesen (s.S. 254)

Seltene Krankheiten
- Postenzephalitischer Parkinsonismus (Erkrankungsalter im Durchschnitt 40 Jahre)
- Stiff-Man-Syndrom
- Posttraumatisches Parkinsonsyndrom (Boxer)
- Zustand nach Kohlenmonoxidvergiftung oder chronischer Bleiintoxikation
- Wilson-Krankheit (Leberzirrhose)
- Steel-Richardson-Olschewski-Syndrom (vertikale Blickparese mit akinetisch hypertonem Syndrom

Ptose

■ Anamnese

Gegenwärtige Beschwerden: Seit wann? Einseitig oder doppelseitig? Tritt die Ptose erst im Laufe des Tages, mittags oder abends auf (Myasthenie)?

Mögliche Begleitsymptome: ▶ Allgemeine Muskelschwäche (Myasthenie, Myopathie)? ▶ Doppelbilder (Okulomotoriusparese)? Sehstörungen? Fehlbildungen an den Gliedmaßen (progressive Muskeldystrophie)? Meningismus, Kopfschmerzen, Fieber (akute Polyneuritis oder Polyradikulitis)? Nackenschmerzen (Subarochnoidalblutung)?

Ursächliche Faktoren: Allgemeine Muskelschwäche (Myopathie)? ▶ Lebensmittelintoxikation möglich (Botulismus, mit Aphonie und Anisokorie)?

■ Befund

Allgemeinbefund: Körperlicher Untersuchungsbefund. Andere Zeichen der Missbildungen (hoher Gaumen, Fehlbildungen, Spina bifida, Facies myopathica)?

Neurologischer Befund: Einseitig oder doppelseitig? Lidspaltendifferenz bei Fazialisschwäche (mimische Innervation)? Exophthalmus? ▶ Verlagerung des Bulbus oculi nach außen und unten (Keilbeinmeningiom mit Ptose)? ▶ Anisokorie und Pupillenentrundung (Okulomotoriuslähmung, Aneurysma)? ▶ Stauungspapille (Verdacht auf raumfordernden Prozess)? Horner-Syndrom (Miosis und Enophthalmus, Sympatikusläsion)? Zeichen der Myopathie erst bei Provokation (wiederholter Faustschluss, Kniebeugen usw.)? Meningismus (Polyneuritis oder Polyradikulitis)? Andere Zeichen der Myasthenie? Weitere Hirnnervenstörungen? Peripher-neurologischer Befund? Pyramidenbahnzeichen?

Psychischer Befund: Depression, Schlafstörungen, Stimmungsschwankungen?

■ Notwendige technische Verfahren

Labor:	Laborstatus.
Röntgenaufnahmen:	Schädelübersicht in 2 Ebenen (Seila), Rhese, NNR.
EEG:	Allgemeinveränderung? Herdbefund?
CCT:	Hypo- oder hyperdense Zone? Ventrikelweite?
Augenärztiche Untersuchung:	Fundus, Doppelbilderprüfung, Gesichtsfeldprüfung.

■ Indikationen für gezielte weitere Untersuchungen

Bei Verdacht auf Myopathie:	Elektromyographie mit Myasthenietest, EMG der Augenmuskulatur (okuläre Myopathie).
Bei Fieber und Nackensteifigkeit:	Lumbalpunktion, Liquoruntersuchung.
Bei Ptose und Verlagerung des Bulbus (Exophthalmus) nach außen und unten:	Computertomographie, NMR, Angiographie (stationär).
Bei unklarer Myopathie:	Muskelbiopsie, EMG, Tensilontest.

Liste der Krankheiten und Syndrome

Häufige Krankheiten
- Aneurysma (A. communicans posterior oder Karotis im Siphonbereich (Ophthalmoplegie)
- Zustand nach Fazialisparese (weitere Lidspalte auf der Seite der Lähmung, gegenseitiges Auge wirkt ptotisch), oder Parese des M. tarsalis (Müllerscher Muskel, sympathisch innerviert)

Ptose

- Okulomotoriusparese (dann meist mit Anisokorie und Pupillenentrundung, entzündlich oder bei Durchblutungsstörung)
- Keilbeinmeningiom (Ptose mit Pupillenstörungen, Stauungspapille und Protrusio bulbi)
- Orbitatumoren, meist mit Verlagerung des Bulbus oculi nach außen und unten
- Horner-Syndrom H (s.S. 130)
- Myasthenie (EMG, myasthenische Reaktion). Anti körpertiter

Weniger häufige Krankheiten
- Intrakranieller raumfordernder Prozess, meist mit Stauungspapille, Visusverlust (Optikusatrophie) und Pupillenstörungen
- Progressive Muskeldystrophie (meist inkomplette Ptose, Facies myopathica, zusätzlich andere Missbildungszeichen)
- Progressive okuläre Myopathie (nur die Augenmuskeln befallend, Augenmotilitätsstörungen, Pupille frei)
- Akute Polyneuritis oder Polyradikulitis, meist mit doppelseitiger Hirnnervensymptomatik, Meningismus, Kopfschmerzen und Fieber
- Botulismus (zusammen mit Aphonie, Anisokorie und Doppelbildern, häufig auch akute Bulbärsymptomatik)
- Psychogene Auslösung (Blepharospasmus)
- Migraine accompagnée (nur intermittierend)
- Myositis, oft mit Protrusio bulbi
- Insuffizienz bzw. Dehiszenz der Aponeurose des M-levator Palpebrae, Ptose dann beidseitig

Wir unterscheiden folgende Formen der Pupillenstarre:

Die **reflektorische:** Lichtreaktion fehlt, Konvergenzreaktion erhalten.

Die **absolute:** Keine Pupillenreaktion.

Die **amaurotische:** Direkte Lichtreaktion fehlt, konsensuelle Lichtreaktion erhalten.

Die **heminnopische:** Lichtreaktion bei Belichtung der hemianopischen Netzhautteile fehlt, sonst erhalten.

Die **tonische** meist einseitige Konvergenzreaktion bei weiter (entrundeter) Pupille mit sehr träger Lichtreaktion.

■ Anamnese

Gegenwärtige Beschwerden: Die Pupillenstarre wird in der Regel erst bei einer Untersuchung festgestellt: ► Kopfschmerzen (Tumorverdacht)? Migränoide Kopfschmerzen (Pupillotonie mit Pupillenstarre)?

Mögliche Begleitsymptome: ► Sehstörungen, Blindheit? Hemianopsie? Anrempeln von Gegenständen auf einer Seite? Psychische Auffälligkeiten, verwaschene Sprache, zittrige Schrift (progressive Paralyse)? ► Nackensteifigkeit (Meningitis)? Kopf- und Augenschmerzen (Miosis, ► Glaukomanfall)? Heiserkeit, Ptose oder Doppelbilder (Botulismus)?

Ursächliche Faktoren: Drogenabusus, Alkoholabusus? Botulismus? ► Herpes zoster im ersten oder zweiten Trigeminusast (Hauterosionen, Befall der Kornea)? Migräne in der Familienanamnese?

■ Befund

Allgemeinbefund: Körperlicher Untersuchungsbefund.

Neurologischer und Lokalbefund: Pupillenuntersuchung, pharmakologische Pupillentestung (s.S. 16). Konsistenz des Bulbus? ► (Glaukom)? Inspektion der Kornea mit der Spaltlampe (► Hornhautbeteiligung beim Herpes zoster ophthalmicus)? ► Konjunktivale Injektion (Glaukom)? Lichtreaktion? Konvergenzreaktion? Lidschlussphänomen (Miosis bei Lidschlussversuch)? Augenhintergrund (Stauungspapille)? ▶ Doppelbilder, Nystagmus, sonstige Hirnnervenstörungen (Lues cerebri, Hirntumor)? ▶ Muskelhypotonie (Taschenmesserphänomen bei Tabes dorsalis)? Reflexausfall, Tiefensensibilitätsstörung, Ataxie und Pyramidenbahnzeichen (Tabes dorsalis)? Optikusatrophie (Tabes)? Nystagmus? Dysarthrische Sprache (intrakranieller raumfordernder Prozess oder multiple Sklerose)? Tremor (progressive Paralyse oder Alkoholabusus)? Amaurose? Hemianopsie?

Psychischer Befund: ▶ Korsakow-Syndrom (Paralyse)? Psychoorganisches Syndrom?

■ Notwendige technische Verfahren

Labor:	Laborstatus, Cardiolipin.
Röntgenaufnahmen:	Schädelübersicht in 2 Ebenen (Pinealis), Thoraxübersicht (Aneurysma bei Lues?).
CCT:	Hypo- oder hyperdense Zonen? Mittellinienverlagerung?
Lumbalpunktion:	Liquoruntersuchung, Lues-Reaktionen.
EEG:	Allgemeinveränderung, Herdbefund?

■ Indikationen für gezielte weitere Untersuchungen

Bei Hinweis auf Alkoholabusus:	Transaminasen, γ-GT, Leberbiopsie (Fettleber), internistisches Konsil
Bei psychischen Auffälligkeiten (Korsakow-Syndrom):	Psychiatrisches Konsil.
Bei Konsistenzunterschied zwischen beiden Bulbi oder konjunktivaler Injektion:	Augenärztliche Untersuchung.

Bei vorausgegangenem Schädel-Hirn-Trauma | Computertomographie (Hirnatrophie?).

Bei Verdacht auf Lebensmittelvergiftung (Botulismus): | Toxikologische Untersuchung.

Bei Verdacht auf Drogenmissbrauch: | Drogenscreening.

Bei Amaurose und Hemianopsieverdacht: | Augenärztliche Untersuchung.

Bei sonst negativen Befunden: | NMR (einmal).

Liste der Krankheiten und Syndrome

Absolute Pupillenstarre
- Botulismus
- Tbc-Meningitis (einseitig!)
- Lues cerebro-spinalis, Tabes dorsalis. Progressive Paralyse
- Drogenabusus

Reflektorische Pupillenstarre
- Botulismus (mit Mydriasis)
- Herpes zoster
- Lues cerebro-spinalis, Tabes dorsalis
- Wernicke~Herdencephalitis (Alkoholismus)

Amaurotische oder hemianopische Pupillenstarre
- Netzhauterkrankungen, Augenerkrankungen mit Amaurose
- Enzephalomalazie mit Amaurose oder Hemianopsie
- Pupillotonie (Nachweis durch längeren Aufenthalt im abgedunkelten Raum)

Querschnittssyndrom

■ Anamnese

Gegenwärtige Beschwerden: Akut aufgetreten (zeitlicher Ablauf)? Seit wann aufgefallen? Spontan aufgefallen? Erst bei Untersuchung festgestellt? Zunahme? Gleichbleibend? Einknicken der Beine? Vorausgegangene Sensibilitätsstörungen?

Mögliche Begleitsymptome: Gefühlsstörungen? Blasen-Mastdarm-Störungen? Potenzstörungen? Schmerzen? Gewichtsabnahme? Wirbelsäulenschmerzen (in welchem Abschnitt?)?

Ursächliche Faktoren: Schlechter Allgemeinzustand (Malignom)? Vorausgegangene Operation oder Wirbelsäulentrauma?

■ Befund

Allgemein- und Lokalbefund: Körperlicher Untersuchungsbefund. Klopfschmerz? Beweglichkeit?

Neurologischer Befund: Abgrenzbares Querschnittssyndrom? Neurologische Befundabweichungen einseitig oder doppelseitig? Befund bei Kontrolle konstant? ► Hyperpathische Zone am oberen Rand des Querschnittsyndroms? ► Tetraplegie (zervikaler Prozess)? Paraplegie (thorakaler Prozess)? Distal betonte Paraplegie (lumbaler Prozess)? Reflexsynergismen? Hirnnervenbeteiligung? Augenhintergrund? Sonstige Normabweichungen? Blasenfüllung? Sphinkterreflex? Dissoziierte Empfindungsstörung (spinalis-anterior-Syndrom)?

Psychischer Befund: Organisches Psychosyndrom? (Reaktive) Depression?

■ Notwendige technische Verfahren

Labor:	Laborstatus, alkalische Phosphatase.
Röntgenaufnahmen:	Übersichts- und Spezialaufnahmen der Wirbelsäule des betreffenden Abschnittes (Auseinanderrücken der Bogenwurzeln? Destruktionen?), Thoraxübersicht (Metastasen?).
Lumbalpunktion:	Liquoruntersuchung, Queckenstedt-Versuch, Stopliquor?
Myelographie und Myelo-CT:	Raumfordernder intraspinaler Prozess?

■ Indikationen für gezielte weitere Untersuchungen

Bei negativer Myelographie und Myelo-CT:	NMR (zervikal, thorakal, lumbal; je nach Klinik).
Bei Malignomverdacht:	Internistische Durchuntersuchung (Primärtumor?).

Liste der Krankheiten und Syndrome

Häufige Krankheiten
- Sekundärer metastatischer Tumor (Sarkom, Karzinom, Morbus Hodgkin [vorwiegend in der Höhe L2], Plasmozytom [vorwiegend in der Höhe Th 4–5], andere Malignome)
- Arteria-spinalis-anterior-Syndrom (meist mit Schmerzen beginnend, dissoziierte Empfindungsstörung)
- Intramedullärer Tumor
- Intramedulläre Metastase
- Spinales Meningiom (extradurale Raumforderung)

Querschnittssyndrom

Weniger häufige Krankheiten
- Bandscheibenvorfall
- Neurinom
- Osteomyelitis (spezifisch, Tbc?), meist L 3/2 oder Th 10
- Senkungsabszess
- Spondylitis tuberculosa
- Epidurale Blutung (bei Antikoagulantientherapie)

Seltene Krankheiten
- Kyphoskoliose mit Durchblutungsstörung
- Ependymom, Teratom, Chordom
- Zustand nach Trauma (Spätfolge)
- Neuromyelitis optica (in jeder Höhe möglich)

Krankenhauseinweisung immer notwendig!

■ Anamnese

Gegenwärtige Beschwerden: Wo sind die Schmerzen (zervikal, thorakal, lumbal, sakral)? Abhängigkeit von körperlicher Belastung, Bewegungen? Verstärkung beim Husten, Niesen oder Pressen? Schmerzausstrahlung (gürtelförmig)? (bei lumbaler Lokalisation) welche Körperhaltung wird am schlechtesten und welche am besten vertragen (Sitzen, Gehen, Stehen, Liegen; lumbaler Bandscheibenvorfall?)? Schmerzausstrahlung in die Beine? Verlauf des Schmerzbandes (s.S. 137)?

Mögliche Begleitsymptome: Steifheitsgefühl, Nackensteifigkeit? (▶ Meningitis)? Fieber? Gewichtsabnahme (maligner Prozess)? Husten, Auswurf?

Ursächliche Faktoren: Vorausgegangenes Wirbelsäulentrauma? Sturz oder Sprung aus größere Höhe (Kompression eines Wirbelkörpers)? Rheumatische Gelenkerkrankungen? Einseitige Ernährung (Osteoporose)? Früher Fraktur der unteren Extremitäten (ungleiche statische Belastung bei Beinverkürzung)?

■ Befund

Allgemein und Lokalbefund: Körperlicher Untersuchungsbefund. Klopfschmerz der Wirbelsäule? ▶ Ausstrahlende Schmerzen beim Beklopfen? Beweglichkeit der Wirbelsäule? Hautveränderungen (Herpes zoster)? ▶ Stauchungsschmerz der Wirbelsäule?

Neurologischer Befund: Radikuläre Hyperästhesie oder Hypästhesie? Reflexdifferenzen? Reflexsteigerung an den unteren Extremitäten? ▶ Pyramidenbahnzeichen? Blasenstörungen? Potenzstörungen (spinaler Prozess)? ▶ Paresen (Zehenheber, Fußheber)? Lasègue'sches Zeichen? Reflexabschwächungen oder -ausfälle? (PSR = L4; Tibialis-posterior-R. = L5, ASR = S1).

Psychischer Befund: Wirkt der Patient bei der Beschwerdeschilderung unbeteiligt? Frage nach Freizeitbeschäftigung?

Rückenschmerzen

■ Notwendige technische Verfahren

Labor:	Laborstatus, alkalische Phosphatase, Urinstatus (Schmerzprojektion bei Erkrankung der ableitenden Harnwege).
Röntgenaufnahmen:	Schmerzhafter Wirbelsäulenabschnitt in 2 Ebenen, Schichtaufnahmen (Destruktion?); Beckenübersicht im Stehen (Schiefstand und statische Fehlbelastung?); Funktionsaufnahmen der HWS.
SCT oder NMR:	Raumforderung? Bandscheibenvorfall?

■ Indikationen für gezielte weitere Untersuchungen

Bei radikulärer Symptomatik oder Spastik (Reflexsteigerung) unterhalb des schmerzhaften Wirbelsäulenbezirkes:	Liquoruntersuchung mit Queckenstedt-Versuch, Myelographie.
Bei negativer Myelographie:	Spinales Computer-Tomogramm, vor allem, wenn Höhe durch neurologischen Befund einzuengen, evtl. NMR.
Bei blutigem Liquor (▶ atypische Subarachnoidalblutung):	(Katheterangiographie) Aneurysmasuche und spinale Angiographie bzw. Myelographie (spinales Angiom).
Bei Meningismus und/oder Fieber:	Lumbalpunktion mit Liquoruntersuchung.

Liste der Krankheiten und Syndrome

Häufige Krankheiten
- Lumbaler Bandscheibenvorfall, seltener zervikal und thorakal
- Wirbelsäulenmetastasen
- Gynäkologische oder urologische Erkrankungen
- Intraspinale Metastasen
- Psychogene Auslösung (larvierte Depression, freie Beweglichkeit)
- Falsche statische Belastung durch Fußdeformitäten oder unterschiedliche Beinlänge

Weniger häufige Krankheiten
- Deformierung der Wirbelsäule und der zugehörigen Thoraxabschnitte (Kyphoskoliose) angeboren oder Folge nicht-vertebragener Erkrankungen
- Spondylitis (tuberculosa, Morbus Bang; unspezifisch, ancylopoetica)
- Morbus Scheuermann (jugendliche Patienten)
- Osteoporose, Osteomalazie (Fehlernährung, Schonung, Klimakterium)
- Intraspinale raumfordernde Prozesse (extradural, intradural oder intramedullär), meist mit neurologischer Symptomatik unterhalb des Krankheitssitzes (Spastik an den unteren Extremitäten)
- Projektion abdomineller Erkrankungen (retroperitoneal oder im Bereich der Nieren), dann Klopfschmerzhaftigkeit der Nierenlager
- Degenerative Wirbelsäulenveränderungen (Spondylose, Spondylochondrose)
- Meningitis
- Myelitis (neurologische Ausfälle)
- Beginnender Herpes zoster (Hautveränderungen und typische radikuläre Schmerzausstrahlung können am Anfang fehlen)
- Morbus Bechterew
- Spondylolisthesis (mit Spaltbildung im Bogen), Pseudospondylolisthesis
- Zustand nach Wirbelsäulentrauma (oft älter mit unbemerkter Fraktur)
- Primäre Wirbeltumoren (Hämangiomwirbel)
- Coccygodynie (oft nach Frakturen und Operationen)

Rückenschmerzen

■ Anamnese

Gegenwärtige Beschwerden: Primäre Bewusstlosigkeit? Sekundäre Bewusstlosigkeit (Eintrübung nach vorübergehender Bewusstseinsbesserung)? Kopfschmerzen? Beschwerden im Bereich der lokalen Gewalteinwirkung?

Mögliche Begleitsymptome: Pupillenstörungen? Anfälle? Subjektive Halbseitenzeichen? Veränderung der Bewusstseinslage? Sehstörungen? Doppelbilder?

Ursächliche Fnktoren: Unfall sicher oder wahrscheinlich? Bagatelltrauma (subdurales Hämatom)? Unfall durch Synkope oder generalisierten Krampfanfall ausgelöst? Alkoholmissbrauch bekannt?

■ Befund

Allgemein- und Lokalbefund: Äußere Verletzungsspuren (schriftlich fixieren!)? Lokale Schwellungsreaktion? Brillenhämatom? Sonstige Frakturen? Körperlicher Untersuchungsbefund?

Neurologischer Befund: ► Meningismus? ► Anisokorie? Pupillenreaktionen (die träger reagierende Pupille ist die kranke!)? ► Augenhintergrund (Stauungszeichen)? ► Abduzensparese (Schwellungsreaktion)? Sonstige Hirnnervenfunktionsstörungen? Peripher-neurologische Ausfälle? ► Reflexdifferenzen? Pyramidenbahnzeichen? Paresen? ► Bewusstseinsstörung (Schläfrigkeit-Bewusstlosigkeit [s.S. 65 – Koma)? Erhaltene Schmerzreaktionen (gezielt – ungezielt)? Hyposmie, Anosmie (soweit schon zu untersuchen)?

Psychischer Befund: Bewusstseinsstörung? Organisches Psychosyndrom? Aggravation?

■ Notwendige technische Verfahren

Labor:	Laborstatus, Hämatokrit. Blutzucker.
CCT oder NMR:	Hypodensität (Contusionsherd)? Hyperdensität (Blutung)? Intrakranielle Raumforderung?
Röntgenaufnahmen:	Schädelübersicht, Towne, Stenvers, Schüller, NNH, Rhese (je nach Frakturverdacht).
EEG:	Allgemeinveränderung? Herdförmige Verlangsamungen (Contusio cerebri)?
Echo-EG (falls CCT nicht verfügbar):	Ausschluss einer Mittellinienverlagerung (Hämatom-Echo?).

■ Indikationen für gezielte weitere Untersuchungen

▶ Bei **über 24 Std** anhaltender **primärer** Bewusstsseinsstörung oder **sekundärer** Bewusstseinsstörung:	Computertomographie (Hämatomausschluss); falls nicht möglich, Angiographie.
▶ Bei sich **langsam** entwickelnder **sekundärer** neurologischer Symptomatik:	Computertomographie, evtl. Angiographie (Hämatom? Schwellungsreaktion?).
▶ Bei **akut** einsetzender **sekundärer** neurologischer Symptomatik (Verdacht auf Fettembolie usw.):	Computertomogramm. Internistisch-chirurgisches Konsil, Röntgenuntersuchungen zum Frakturausschluss im Bereich der langen Röhrenknochen.
▶ Bei Nackensteifigkeit und Schädelbasisfrakturen (Brillenhämatom, Blutungen aus Nase oder Ohren):	Lumbalpunktion (blutiger Liquor? Traumatische Subarachnoitalblutung, Reizpleozytose?).

Liste der Krankheiten und Syndrome

- Schädelprellung
- Commotio cerebri
- Contusio cerebri
- Akutes epidurales Hämatom
- Akutes subdurales Hämatom
- Chronisches epidurales Hämatom
- Chronisches subdurales Hämatom
- Pachymeningiosis haemorrhagica interna
- Postkontusionelles Psychosyndrom
- Intrakranielle Raumforderung mit Sturz im Anfall

Krankenhauseinweisung dringlich bei
- Alkoholentzugsdelir mit Anfall und Sturz
- Bewusstseinsstörungen (Überwachung)
- Auftreten sekundärer neurologischer Ausfälle
- schwerem Schädel-Hirn-Trauma

Schiefhals

■ Anamnese

Gegenwärtige Beschwerden: Seit wann aufgetreten? Konstant? Bei psychischer Belastung zunehmend (primär psychogen ausgelöst, dann organisch fixiert)? Schmerzhaftigkeit der Bewegungen? Mit leichten Hilfsmitteln (Finger anhalten, mechanisch unwirksame Stützen) Korrektur der Kopffehlhaltung?

Mögliche Begleitsymptome: Angst, Schlafstörungen, Depression? Hämatologische Erkrankungen (Polyzythämie)?

Ursächliche Faktoren: Vorausgegangene oder begleitende unwillkürliche Hyperkinesen der Zungen-Schlund-Muskulatur (medikamentös ausgelöst)? Hämatologische Erkrankungen (Polyzythämie)?

■ Befund

Allgemeinbefund: Körperlicher Untersuchungsbefund.

Neurologischer und Lokalbefund: Fehlhaltung und Hyperkinese suggestiv oder durch an sich ungeeignete mechanische Mittel zu beeinflussen? Verspannung des M. sternocleidomastoideus? Schmerzhaftigkeit der Muskelansätze? Mehr schraubende oder mehr drehende Bewegungen? Mehr Nickbewegungen? Bewegungsmuster unterschiedlich? Beteiligung der mimischen Muskulatur? Beteiligung des gesamten Platysmas? Sonstige Hirnnervenfunktionsstörungen? Augenhintergrund? Augenmotilität? Freie Nackenbeweglichkeit im Liegen oder ▶ Meningismus? ▶ Tonusdifferenzen der oberen oder unteren Extremitäten (begleitende extrapyramidalmotorische Symptomatik)? ▶ Gangstörungen? Hirnnervenfunktionsstörungen? Augenhintergrund? Peripher-neurologischer Befund?

Psychischer Befund: Organisches Psychosyndrom? Depression?

■ Notwendige technische Verfahren

Labor:	Laborstatus.
Elektromyogramm:	Differenzierung: extra-pyramidale Hyperkinese oder Torsionsdystonie bzw. funktionelle Hyperkinese (gestörte Antagonisteninnervation).
Röntgenaufnahmen:	HWS in 4 Ebenen, Funktionsaufnahmen. Atlanto-okzipitaler Übergang, Schädelübersicht in 2 Ebenen.
EEG:	Allgemeinveränderung? Herdbefund.
CCT:	Ventrikelerweiterung? Hypo- oder hyperdense Zone? Foramen occipitale magnum?

■ Indikationen für gezielte weitere Untersuchungen

▶ Bei Verdacht auf Meningismus:	Lumbalpunktion, Liquoruntersuchung.
Bei Verdacht auf zervikalen Prozess bzw. Prozess im zerviko-okzipitalen Übergangsbereich:	Schichtaufnahmen des atlantookzipitalen Übergangs; Röntgen aufnahmen der HWS mit Funktions- und Schrägaufnahmen (Foraminaerweiterung?) Schädelübersichtsaufnahmen, NMR.
▶ Bei Verdacht auf intrakraniellen Tumorprozess:	Computertomogramm EEG, evtl. Angiographie.
Bei Verdacht auf psychogene Auslösung:	Psychiatrisches Konsil.

Schiefhals

Liste der Krankheiten und Syndrome

Häufige Krankheiten
- Torsionsdystonie
- Psychogenes Symptom

Weniger häufige Krankheiten
- Torticollis spasticus (fixiert)
- Zervikaler Tumor (Neurinom der Wurzeln)
- Tumor im atlanto-okzipitalen Übergangsbereich
- Kleinhirntumor
- Meningitis, Meningoenzephalitis

Seltene Krankheiten
- Durchblutungsstörung im Thalamusgebiet
- Akzessonusparese (Kopf zur gelähmten Seite gedreht und nach lateral verkantet)
- Morbus Gilles de la Tourette

■ Anamnese

Gegenwärtige Beschwerden: Seit wann Schluckstörungen? ▶ Schluckparese? Vorwiegend für flüssige Speisen (neurogen)? Oder für feste Speisen (Verdacht auf lokalen Prozess)? Verstärkung der Beschwerden im Lauf des Tages (Myasthenie)? Plötzlicher Beginn oder langsame Entwicklung?

Mögliche Begleitsymptome: ▶ Schmerzen beim Schlucken? Geschmacksstörung (basale Hirnnervenläsion)? Zungenatrophie und Zungenabweichung? Näselnde Sprache (Gaumensegellähmung)? Flüssigkeitsaustritt durch die Nase (Gaumensegellähmung)? Heiserkeit (Rekurrensparese)?

Ursächliche Faktoren: Störungen des Gehens oder Stehens (bulbäre Erkrankungen)? Vorausgegangene Halsentzündungen (Peritonsillarabszess)?

■ Befund

Allgemeinbefund: Körperlicher Untersuchungsbefund.

Neurologischer und Lokalbefund: Zungenlähmung? Zungenabweichung? Zungenatrophie, Fibrillieren? Gaumensegelschiefstand (Gaumensegelparese)? Artikulationsstörungen? Sensibilität im Rachenbereich gestört (N. glossopharyngeus)? Näselnde Sprache? ▶ Sonstige Muskelatrophien? Reflexsteigerungen an den unteren Extremitäten? Sensibilitätsstörungen? ▶ Nackensteifigkeit (Meningitis)? ▶ Pupillenstörungen (Verdacht auf Lues)? Klopfschmerz der Schädelkalotte oder Spontanschmerz (Tumoren oder Prozesse der Schädelbasis)? Schleimhautveränderungen des Mundes (Stomatitis)?

Psychischer Befund: Hinweise für Aggravation?

Schluckstörungen

■ Notwendige technische Verfahren

Labor: Laborstatus.

Röntgenaufnahmen: Schädelübersicht in 2 Ebenen, Basis, atlanto-okzipitaler Übergang, Thoraxübersicht. Schluckakt.

HNO-ärztliche Untersuchung: Würgereflex, Gaumensegelparese, Sensibilitätsstörung des Rachens oder des Schlundes.

CCT: Hypo- oder hyperdense Zone? Hirnstammschichten?

NMR: Signalintensive Bezirke?

■ Indikationen für gezielte weitere Untersuchungen

▶ Bei Muskelatrophien und Reflexsteigerung an den unteren Extremitäten: EMG (Faszikulieren), motorische Nervenleitungsgeschwindigkeit (nukleäre Affektion?).

▶ Bei Zunahme der Beschwerden im Laufe des Tages (Verdacht auf Myasthenie): EMG, Myasthenietest, Tensilon-Test, tetanische Reizung. Antikörperbestimmung.

Bei Pupillenstörungen und Psychosyndrom: Lues-Serologie, Liquoruntersuchung. Craniales Computer-Tomogramm.

▶ Bei Schluckstörungen für feste Speisen und lokalen Schmerzen: Röntgendarstellung des Schluckaktes, Ösophagus (Breipassage).

Bei Verdacht auf spinalen raumfordernden Prozess: Myelographie. Myelo-CT, evtl. NMR.

Bei Verdacht auf extrakranielle Gefäßstenose: Dopplersonographie, B-Scan, Angiographie.

Liste der Krankheiten und Syndrome

Lähmung des N. hypoglossus
- ▶ Hirntumor
- Enzephalomalazie
- Zustand nach Trauma
- Mitbeteiligung bei Bulbärparalyse
- ▶ Pseudobulbärparalyse, meist Masseterreflex gesteigert
- Syringobulbie
- Tumor der Medulla oblongata

Störung des N. vagus (N. facialis)
- ▶ Nukleäre Vagusläsion bei akuter Bulbärparalyse
- ▶ Pseudobulbärparalyse
- Medulla-oblongata-Erkrankungen

Lähmung des N. glossopharyngeus bzw. vagus
- Gaumensegellähmung
- Postdiphtherische Neuritis
- ▶ Peritonsillarabszess
- ▶ Meningitis
- Lues
- ▶ Blutung im Bereich der Hirnbasis
- ▶ Tumor der Schädelbasis
- Pseudobulbärparalyse
- Syringobulbie
- Tabes dorsalis

Lokale Erkrankungen
- Stomatitis, Mundabszess
- Mundbodenphlegmone, Mandelabszess
- Ösophagustumoren, Oesophagusstriktur
- Magentumoren
- Zwerchfellprozesse
- Ösophagusdivertikel, Gefäßmissbildung (Dysphagia lusoria)

Schluckstörungen

Sonstige Erkrankungen
- Myasthenie (EMG, Tensilon-Test)
- Botulismus

■ Anamnese

Gegenwärtige Beschwerden: Seit wann Schmerzen? Dauernd oder abwechselnd? Schmerzcharakter (dumpf, brennend, stechend, reißend, schneidend)? Ausbreitungsgebiet konstant? Abhängigkeit von äußeren Faktoren?

Mögliche Begleitsymptome: Schwäche in dem betroffenen Körperabschnitt? ▶ Hautveränderungen (Herpes)? Fieber?

Ursächliche Faktoren: Allgemeine Abwehrschwäche? Kachexie? Karzinomvorerkrankung (Herpes)? Tropenaufenthalt?

■ Befund

Allgemeinbefund: Körperlicher Untersuchungsbefund.

Lokal- und neurologischer Befund: Hautveränderungen im schmerzhaften Bereich? Veränderungen des Dermographismus? Im befallenen Bereich Veränderungen der Sensibilität? Hyperpathie? Dysästhesie? Dissoziierte Empfindungsstörung? Reflexsteigerungen unterhalb der betroffenen Zone (Verdacht auf spinalen Prozess)? Ataxie? Sonstige Ausfälle? Hirnnervenstörungen? Reflexstatus? Pyramidenbahnzeichen?

■ Notwendige technische Verfahren

Labor:	Laborstatus.
Röntgenaufnahmen:	Übersicht des betroffenen Wirbelsäulenabschnittes (Destruktionen?), Thoraxaufnahme (Lungenmetastasen?).
Lumbalpunktion:	Liquoruntersuchung mit Queckenstedt-Versuch (Meningitis?).
SCT:	des betreffenden Wirbelsäulenabschnittes

Schmerzen im Bereich des Stammes

■ Indikationen für gezielte weitere Untersuchungen

Bei pathologischem Liquor, pathologischem Queckenstedt-Versuch:

Zervikale Myelographie (spinaler raumfordernder Prozess?).

Bei Verdacht auf Herpes oder andere Viruserkrankungen:

Titeruntersuchungen, Verlaufskontrollen.

Liste der Krankheiten und Syndrome

Häufige Krankheiten
- Intraspinaler raumfordernder Prozess
- ► Meningo-radikulitis
- Degenerative Wirbelsäulenveränderungen, Bandscheibenvorfall.
- Atypische Subarachnoidalblutung

Weniger häufige Krankheiten
- Herpes zoster
- Diabetische Polyneuropathie mit Schwerpunktbetonung
- Destruierender Wirbelsäulenprozess
- Pancoast-Tumor (bei Schmerzen im oberen Thoraxbereich).

Krankenhauseinweisung notwendig bei
- Verdacht auf generalisierten malignen Prozess

■ Anamnese

Gegenwärtige Beschwerden: Schwäche? ▶ Benommenheit? ▶ Bewusstseins-störung? ▶ Bewusstlosigkeit? Unruhe? Atemstörungen?

Mögliche Begleitsymptome: Blutdruckveränderungen? ▶ Verminderte Harnausscheidung?

Ursächhche Faktoren: ▶ Vorausgegangener Unfall? Operation? ▶ Verbren-nung? Herzschmerzen? Auslösender Faktor bekannt? Vorkrankheiten? Stoffwechselkrankheiten? Medikamente? Intoxikation?

■ Befund

Allgemeinbefund: Allgemeinzustand? Kreislaufverhältnisse? Blutdruck? ▶ Exsikkose? ▶ Meningismus? **Schockindex** = Pulsfrequenz: systolischer Blutdruck (Schockindex normal 0,5; zwischen 0,8 und 1,0 drohendes Schocksyndrom, über 1,0 manifestes Schocksyndrom).

Neurologischer Befund: Pupillendifferenzen? Augenhintergrund? Bewusst-seinsstörungen? ▶ Bewusstlosigkeit? Atemstörungen? Hirnnervenfunkti-onsausfälle? Periphere Differenzen der Reflexe oder Schmerzreaktionen? Augenhintergrund? Reflexstatus? Pyramidenbahnzeichen?

Psychischer Befund: Psychoorganisches Syndrom?

■ Notwendige technische Verfahren

Labor:	Laborstatus, Hämatokrit, Elektrolyte, Blutgase! Blutzucker.
Lumbalpunktion:	Liquoruntersuchung.
Internistisches Konsil:	Kardiogene Ursache (Herzinfarkt, Rhythmusstörungen?), EKG.
Röntgen aufnahme:	Thoraxübersicht (Lungenventilation), Schädel in 2 Ebenen (Pinealis).

■ Indikationen für gezielte weitere Untersuchungen

Bei Verdacht auf Volumenverlust: Hämatokrit, Blutvolumenbestimmung, Volumenersatz.

▶ Bei Verdacht auf intrakraniellen raumfordernden Prozess: craniales Computertomogramm, evtl. Angiographie oder NMR.

Bei Verdacht auf Vergiftung: Toxinnachweis, Drogenscreening.

Bei septischen Temperaturen: Blutkultur.

Liste der Krankheiten und Syndrome

- Extrakorporaler Volumenverlust durch Blutungen, bei Verbrennungen
- Intrakorporaler Volumenverlust durch Blutungen, Organrupturen (Unfall), Spontanblutungen und Punktionsverletzungen
- Plasmaverluste bei Verbrennungen, Peritonitis, Aszitespunktion, Vergiftungen, Verletzungen
- Wasser- und Elektrolytverluste bei Diarrhoe, Ileus, diabetischem Koma, Hitzeschäden, forcierter Diurese und Morbus Addison
- Subarachnoidalblutung mit Hirnschwellung und Einklemmung

Sonstige Ursachen
- Lungenembolie
- Hirnembolie
- Pneumothorax, Mediastinalemphysem
- Traumatische Schäden der Thoraxorgane
- Myokardinfarkt
- Herztamponade
- Herzklappenfehler
- Myokarditis
- Hypoglykämie (spontan oder bei antidiabetischer Behandlung)

Krankenhauseinweisung immer notwendig bei
- Schocksyndrom

Wir unterscheiden systematischen Schwindel (Drehschwindel, Schwankschwindel, Liftschwindel, Lageschwindel) und unsystematisierten Schwindel (z.B. Schwarzwerden vor den Augen, Unsicherheit beim Gehen usw.).

■ Anamnese

Gegenwartige Beschwerden: Seit wann? Dauernd oder anfallsweise? Nur sekundenlang? Dauer und zeitliche Abfolge der Schwindelattacken? Drehschwindelattacken (Gefühl der Körperdrehung gegen die ruhig stehende Umgebung, Drehrichtung weist dann auf die Seite des erkrankten Labyrinthes hin; oder Drehung der Umgebung gegenüber dem Körper)? Schwankschwindel? Liftschwindel? Verstärkung bei Augenschluss? Scheinbewegungen der Umgebung (Nystagmusfolge)?

Mögliche Begleitsymptome: Übelkeit? ► Erbrechen? Kopfschmerzen? ► Doppelbilder? Unscharfes Sehen (Nystagmusfolge)? Ohrgeräusche, Hörstörung (M. Ménière)? Fieber?

Ursächliche Faktoren: Überdosierung oder Intoxikation (Medikamente, Äthylalkohol, sonstige Vergiftung)? Provokation durch Lageveränderung? Hypertonie bekannt?

■ Befund

Allgemeinbefund: Körperlicher Untersuchungsbefund. Blutdruckdifferenz? Gefäßgeräusche?

Neurologischer Befund: Nystagmus bei offenen Augen (und Prüfung der Blickfolgebewegungen), unter der Frenzel-Brille bzw. geschlossenen Augen tastbar? Ataxie? Gangabweichung (bei geschlossenen Augen)? Koordinationsstörungen? Hörstörung? ► Hypästhesie der Hunt-Zone (Tragus, Akustikusneurinom)? Augenhintergrund.? Sonstige Hirnnervenstörungen? peripher-neurologischer Befund? Dysdiadochokinese? Romberg? Blindgang?

Psychischer Befund: Organisches Psychosyndrom?

Schwindel

■ Notwendige technische Verfahren

Labor:	Laborstatus.
Röntgen:	Schädelübersicht in 2 Ebenen, Stenvers (Porus acusticus internus).
CCT:	Hintere Schädelgrube, Felsenbein, Kleinhirnbrückenwinkel?
HNO-ärztliche Untersuchung:	Vestibularisprüfung (ENG), Hörprüfung (Morbus Ménière? Akustikusneurinom? Sitz der Störung?).
EEG:	Allgemeinveränderung? Temporal betont? Herdbefund?
ENG:	Rotatorische Vestibularisprüfung und Ableitung von Spontansymptomen bei geschlossenen Augen.
AEP:	Mitbeteiligung des N. akusticus, Veränderung der evozierten Potentiale?

■ Indikationen für gezielte weitere Untersuchungen

Bei krankhaftem neurologischem Befund:	Computertomographie, Angiographie, evtl. NMR.
Bei Verdacht auf extrakranielle Stenose (Gefäßgeräusche, Blutdruckdifferenz):	Dopplersonographie der Halsarterien, Angiographie (stationär) Extrakranielle Gefäßstenose?
Bei Verdacht auf entzündliche Affektion des ZNS:	Lumbalpunktion, Liquoruntersuchung.
Bei Verdacht auf luetische Affektion:	Spezifische Reaktionen im Blut, Liquoruntersuchung.

Liste der Krankheiten und Syndrome

Häufige Krankheiten
- Morbus Ménière (Drehschwindelattacken mit Hörstörung)
- Intermittierende Basilarisinsuffizienz (Drehschwindelattacken nur bei zusätzlichen sklerotischen Veränderungen der A. carotis oder zusätzlichen Störungen der Hämodynamik)
- Hypotonie, Hypertonie (unsystematisierter Schwindel), Orthostase

Weniger häufige Krankheiten
- Neuronitis vestibularis (isolierte [entzündliche] Erkrankung des Vestibularisanteils des N. stato-acusticus)
- Karotisstenose (Schwindel nur bei Kopfbewegungen; Dopplersonogramm)
- Intoxikation durch Sedativa, Vestibularisgifte (Streptomycin, Kanamycin, andere Antibiotika), Alkohol, Drogen
- Multiple Sklerose (meist andere Hirnnervenstörungen) Kleinhirntumoren
- Kleinhirnatrophie (Ataxie!)
- Kleinhirninfarkt (CCT)
- Zustand nach Trauma (posttraumatische Vestibularisstörung, unsystematisierter Schwindel)
- Subclavian-steal-Syndrom
- Wallenberg-Syndrom (abortiv; dissoziierte Empfindungsstörung, kontralaterale Symptomatik)
- Hypoglykämie, Anämie
- Refraktionsanomalie
- Psychogene Auslösung bei Depression.
- Epilepsie-Äquivalent (Schläfenlappen)

Krankenhauseinweisung notwendig bei
- akutem Morbus Ménière
- Verdacht auf intrakraniellen raumfordernden Prozess

Sehstörungen

■ Anamnese

Gegenwärtige Beschwerden: Seit wann? Plötzlicher Beginn? Nähere Beschreibung? Einseitig? Doppelseitig? Abhängigkeit von der Beleuchtungsstärke? Abhängig von der Entfernung der Objekte (Refraktionsanomalien)? Nur flüchtig (Durchblutungsstörungen)? Progredienz? Stärke der Gläser in einer Brille geändert?

Mögliche Begleitsymptome: Kopfschmerzen? Lichtempfindlichkeit (Migräne)? Unsicherheit beim Gehen (Ataxie)? ▶ Doppelbilder? ▶ Nystagmus? Konjunktivitis (Glaukom?)?

Ursächliche Faktoren: Früher flüchtige Symptome (zerebrale Durchblutungsstörungen)? Vorausgegangene Gewalteinwirkung im Schädelbereich (Fraktur)? Toxineinwirkung (Methylalkohol)?

■ Befund

Allgemeinbefund: Körperlicher Untersuchungsbefund. Blutdruckdifferenz?

Neurologischer Befund: Prüfung der Sehfähigkeit mit Sehtafeln; Augenhintergrund? Miosis (▶ Glaukom)? Trübung der brechenden Medien (Altersstar)? Schielamblyopie? Nystagmus? Sonstige Hirnnervenstörungen? Peripher-neurologischer Befund? Pyramidenbahnzeichen? Orientierende Gesichtsfeldprüfung (Fingerperimetrie)?

Psychischer Befund: Organisches Psychosyndrom? Aggravation?

■ Notwendige technische Verfahren

Labor:	Laborstatus.
Röntgenaufnahmen:	Schädelübersicht in 2 Ebenen (Sella), Rhese, Brillenaufnahme.
Augenärztliche Untersuchung:	Optikusatrophie? Gesichtsfeldeinschränkung? Visusminderung?

Refraktionsanomalie? ► Augen-
druck? Trübung der optischen
Medien? ► Netzhautablösung?

Craniales Computer-Tomogramm:	Raumforderung, Hypophysengegend (Orbitaschichten) Änderung nach Kontrastmittelgabe?
EEG:	Allgemeinveränderung? Herdbefund?
VEP:	Latenz? Amplitude? Seitenvergleich?

■ Indikationen für gezielte weitere Untersuchungen

Bei weiterer neurologischer Symptomatik mit Optikusatrophie (s.S. 190):	Lumbalpunktion, Liquoruntersuchung (multiple Sklerose, Retrobulbärneuritis?).
Bei Verdacht auf intrakraniellen raumfordernden Prozess:	Computertomogramm, evtl. Karotisangiographie, NMR.
Bei Verdacht auf zerebralen Gefäßprozess mit extra- oder intrakraniellem Gefäßverschluss (Durchblutungsminderung an der Retina):	Dopplersonographie, evtl. Angiographie (Vergrößerungsangiographie mit Darstellung der A. ophthalmica).
Bei Verdacht auf Stoffwechselstörungen oder Intoxikationen:	Erweiterte Laboruntersuchungen, Ausschluss von Intoxikationen. Internistisches Konsil.

Liste der Krankheiten und Syndrome

Häufige Krankheiten
- „Mouches volantes"; kleine, verschieden geformte, schwarze Punkte beim Blick in diffuses Licht, die sich bewegen (belanglos)
- ► Refraktionsanomalien
- ► Stauungspapille (s.S. 246)
- ► Verschluss der A. carotis interna

Weniger häufige Krankheiten
- ► Glaukom, meist begleitet von Augenschmerzen
- Seniler Katarakt, Trübung der optischen Medien
- Schielamblyopie (Schielen tritt gelegentlich nur bei Ermüdung oder Prüfung der Blickfolgebewegungen auf)
- ► Netzhautablösung (augenärztliche Untersuchung)
- ► Optikusatrophie nach Stauungspapille
- ► Neuritis n.optici bei multipler Sklerose (jüngere Patienten)
- ► Retrobulbärneuritis (Verdickung im Computertomogramm darstellbar) bei multipler Sklerose, Tuberkulose, Toxoplasmose, Listeriose, Zystizerkose, Thyreotoxikose, Diabetes mellitus
- Zerebrale Zirkulationsstörung mit Durchblutungsstörung im Bereich der Sehbahn, Gesichtsfeldausfälle können dabei fehlen
- Verschluss der A. ophthalmica oder ► der A. carotis communis
- Zentralarterienverschluss (akut)
- Zentralvenenverschluss (in Stunden bis Tagen).
- Mittellinientumoren (Olfaktoriusneurinom)
- Intoxikationen (Methylalkohol)?
- Mechanische Läsionen durch lokale Tumoren oder nach Frakturen (immer einseitig)
- Arteriitis temporalis (Pat. >50 J., BKS stark erhöht)
- Hypophysentumor, parasellärer Tumor, eventuell mit Chiasmasyndrom, endokrinen Störungen (Regel, Potenz)
- ► Glaskörperblutung

Seltene Krankheiten
- Retinopathie bei Refsum-Syndrom
- Störungen der Hell-Dunkel-Adaptation durch tabische Optikusatrophie

Krankenhauseinweisung (Augenklinik, neurologische Klinik) notwendig
- nach Ausmaß der Sehstörungen und Schwere der Grundkrankheit

■ Anamnese

Gegenwärtige Beschwerden: Seit wann Gefühlsstörungen: Konstant oder mit wechselndem Ausmaß? Strenge Begrenzung in der Mittellinie (psychogen)? Beim Essen Biss auf die Zunge oder in die Schleimhaut der Wange?

Mögliche Begleitsymptome: Motorische Störung (Schwierigkeiten beim Kauen, schiefe Zahnreihe des Unterkiefers beim Mundöffnen)? Hörstörungen? Bewegungsstörung der Gesichtsmuskulatur (Fazialisparese)?

Ursächliche Faktoren: Vorausgegangene lokale Injektion (z.B. zahnärztliche Behandlung)? Früher Verletzungen im Gesichtsbereich oder Gesichtsschädelfrakturen? Vorausgegangene operative Behandlung, z.B. einer Trigeminusneuralgie? Druckstellen im Gebiet des N. infraorbitalis, z.B. durch Sonnenbrille?

■ Befund

Allgemeinbefund: Körperlicher Untersuchungsbefund.

Neurologischer Befund: Eingrenzung der Sensibilitätsstörung auf einen Trigeminusast oder alle Trigeminusäste? Überschreiten dieser Grenze (nach oben C 2, nach unten C 4)? Sensibilitätsstörung (bei Befall des 3 Astes) auch im Zungenbereich? Bei Befall des 2. Astes auch im Wangenbereich innen? ► Kornealreflex abgeschwächt (Luftdusche, subjektive Empfindungsminderung)? Motorische Innervation (Abtasten des M. masseter bei geschlossenem Mund mit Innervation)? Sensibilitätsstörung in der Hunt-Zone? ► Weitere Hirnnervenausfälle? Halbseitenzeichen? ► Ataxie? Pyramidenbahnzeichen?

Psychischer Befund: Beteiligung bei der Beschwerdeschilderung? Diffus im 1. Ast **ohne** Abschwächung des Kornealreflexes als Hinweis auf psychogene Auslösung?

Sensibilitätsstörung im Gesicht

■ Notwendige technische Verfahren

Labor:	Laborstatus.
Röntgenaufnahmen:	Schädelübersicht in 2 Ebenen. Basis, NNH, Stenvers.
Craniales Computer-Tomogramm:	Hypodensität? Raumforderung? Hyperdensität?
EEG:	Allgemeinveränderung? Herdbefund?

■ Indikationen für gezielte weitere Untersuchungen

Bei Nystagmus:	Elektronystagmographie (rotatorische Vestibularisprüfung).
Bei Hörstörung:	HNO-ärztliche Untersuchung mit elektroakustischer Hörprüfung und evtl. thermischer Vestibularisprüfung.
Bei anderen Hirnnervenausfällen:	Computertomographie (raumfordernder infra- oder supratentorieller Prozess?), Angiographie, evtl. NMR.
Bei Nystagmus und peripherneurologischen Auffälligkeiten:	Lumbalpunktion, Liquoruntersuchung (mit Elektrophorese) (multiple Sklerose?).
Bei intermittierender Symptomatik und Zeichen für einen Gefäßprozess:	Dopplersonographie, evtl. Karotisangiographie, bei jugendlichen Patienten auch Vertebralisangiographie (Gefäßmissbildungen, Aneurysma, extrakranielle Gefäßstenosen?).
Bei psychischen Auffälligkeiten:	Psychiatrisches Konsil (psychogene Auslösung?).

Liste der Krankheiten und Syndrome

- Lokale Schädigung des N. trigeminus an einem Austrittpunkt (dann meistens auf einen Ast beschränkt)
- Infratentorieller Tumorprozess, z.B. Akustikusneurinom, Trigeminusneurinom mit Druckläsion des N. trigeminus
- Supratentorieller, vorwiegend temporo-basaler Tumorprozess (auch Angiom), hierbei häufig Halbseitenzeichen, kaum weitere Hirnnervenausfälle
- Zustand nach lokaler Behandlung (Injektion, Zahnarzt, vorausgegangene Operation oder Exhairese wegen Trigeminusneuralgie)
- Psychogene Auslösung, hier vor allem scharfe Mittellinienbegrenzung, keine Kornealreflexabschwächung und vorzugsweiser Befall des 1. Trigeminusastes
- Druck durch Sonnenbrillengläser (selten)

Sensibilitätsstörungen, peripher und am Stamm

■ Anamnese

Gegenwärtige Beschwerden: Seit wann aufgefallen? Unverändert? Wechselnd? Einseitig? Symmetrisch? Begrenzung scharf oder unscharf?

Mögliche Begleitsymptome: Motorische Ausfälle? Schwäche? Schmerzen? Parästhesien?

Ursächliche Faktoren: Fieberhafte Erkrankung vorausgegangen? ► Hautausschlag im betroffenen Gebiet (Herpes)? ► Stoffwechselstörungen bekannt (Diabetes, Polyneuropathie)? Druckeinwirkung möglich (Verband, Rucksack)? Besondere Tätigkeiten mit Überbeanspruchung?

■ Befund

Allgemeinbefund: Körperlicher Untersuchungsbefund.

Neurologischer Befund: Sensibilitätsstörung für alle Qualitäten oder dissoziierte Empfindungsstörung? Scharf abgrenzbar? Radikulär begrenzt? Entsprechend dem Ausbreitungsgebiet eines peripheren Nervens? Lokale Hautveränderungen? Motorische Ausfälle? Koordinationsstörungen? Klopfschmerz der Wirbelsäule? Reflexdifferenzen? Hirnnervenfunktionsstörungen? Begrenzung paramedian (spricht für organische Ursache)?

Psychischer Befund: Hinweise für Aggravation? Psychoorganisches Syndrom?

■ Notwendige technische Verfahren

Labor:	Laborstatus
Röntgenaufnahmen:	Entsprechender Wirbelsäulenabschnitt in 2 Ebenen!
Lumbalpunktion:	Liquoruntersuchung (Polyneuropathie, Herpes), Queckenstedt-Versuch (Ausschluss eines intraspinalen raumfordernden Prozesses).

ENG:	Ausschluss eines Engpasssyndroms (Ulnarisrinnensyndrom, Karpaltunnelsyndrom). Nachweis einer Polyneuropathie (asymmetrische oder Schwerpunkts-PN).
EVP:	Evozierte Potentiale im entsprechenden peripheren Nervenbereich gestört?

■ Indikationen für gezielte weitere Untersuchungen

Bei Verdacht auf intraspinalen raumfordernden Prozess:	SCT, evtl. Myelographie und Myelo-CT, ggfs. NMR.
Bei Verdacht auf Schwerpunkts-Polyneuropathie bei Stoffwechselstörungen:	Stoffwechselbelastungen, elektromyographische Verlaufsuntersuchungen, - Elektroneurographie. Internistisches Konsil.
Bei Verdacht auf Aggravation oder Psychogenie der Beschwerden:	Psychiatrisches Konsil.
Bei Verdacht auf extrakranielle Stenose:	Dopplersonographie, evtl. Angiographie (DSA).

Liste der Krankheiten und Syndrome

Häufige Krankheiten
- Periphere Läsion bei Engpass-Syndrom (Karpaltunnelsyndrom, UInarisrinnensyndrom, Tarsaltunnelsyndrom, Skalenussyndrom)
- Periphere Läsion bei Polyneuropathie (auch asymmetrisch)
- Druckschädigung (Haltung, Verband, Tornister)
- mit Schmerzen und Pelzigkeit im Daumen = Cheiralgia parästhetica

Sensibilitätsstörungen, peripher und am Stamm

Weniger häufige Krankheiten
- Periphere Läsion bei spinalem Prozess
- Extramedullärer Tumor
- Intramedullärer Tumor (dissoziierte Empfindungsstörung)
- Meningoradikulitis
- Meningomyelitis
- Radikulomyelitis
- Encephalomyelitis disseminata (meist Hirnnervensymptome und temporale Abblassung)
- Metastasen mit Kompression
- Zustand nach Luxation eines peripheren Nerven (z.B. bei Schulter- oder Ellenbogenluxation bzw. Fibulaköpfchenluxation)

■ Anamnese

Gegenwärtige Beschwerden: Seit wann? Verstärkt wodurch? Therapeutisch beeinflussbar?

Mögliche Begleitsymptome: Tachykardie? Schluckstörungen? Heiserkeit? Schmerzen im Thoraxbereich? Psychische Alterationen?

Ursächliche Faktoren: ► Psychoorganisches Syndrom (Hinweise auf Enzephatitis)? Früher Magenanamnese? Luftschlucker? ► Kopfschmerzen (raumfordernder intrakranieller Prozess)?

■ Befund

Allgeineinbefund: Körperlicher Untersuchungsbefund. Geblähter Bauch mit Tympanie bei Perkussion des Abdomens?

Neurologischer Befund: Hirnnervenfunktionsstörungen? ► Stauungspapille (Tumor der hinteren Schädelgrube)? ► Bewusstseinsstörungen? Reflexdifferenzen? Pyramidenbahnzeichen? ► Meningismus?

Psychischer Befund: Psychoorganisches Syndrom? Aggravation?

■ Notwendige technische Verfahren

Labor: Laborstatus.

Röntgenaufnahmen: Thoraxübersicht (Abdomenübersicht; mediastinale Erkrankung, subphrenischer Abszess, Magenblase, Lungenmetastasen?), Schädelübersicht in 2 Ebenen (raumfordernder Prozess?).

Singultus

■ Indikationen für gezielte weitere Untersuchungen

Bei Therapieresistenz und anamnestischen Hinweisen auf eine Erkrankung des Verdauungskanals:
Magenbreipassage (Zwerchfellhernie, Ösophagusvarizen Magengeschwür?). Internistisches Konsil.

Bei pathologischem Laborstatus und Verdacht auf Metastasierung:
Internistisches Konsil.

Bei psychoorganischem Syndrom (Verdacht auf ▶ Enzephalitis, Hirnmetastasen):
CCT, EEG. Liquoruntersuchung. Evtl. NMR.

Bei ▶ Verdacht auf Tumor der hinteren Schädelgrube:
Computertomographie (mit Klein hirnschichten), evtl. Vertebralisangiographie.

Bei Verdacht auf ▶ Intoxikation:
Nachweis einer Intoxikation.

Liste der Krankheiten und Syndrome

Häufige Krankheiten
- Zwerchfellhernie
- Durchblutungsstörung des Hirnstamms

Weniger häufige Krankheiten
- Mediastinalerkrankungen
- Erkrankungen der oberen Luftwege
- Erkrankungen der Pleura, der Lungen, des Mediastinums
- Subphrenischer Abszess
- Affektionen des Ösophagus und des Magens bzw. des Darms
- Tumor der hinteren Schädelgrube
- Hirnstammenzephalitis
- Hirnstammtumor (Glioblastom der Medulla oblongata)
- Intoxikation bei chronischem Alkoholismus
- Ileus

- Coma diabeticum, hepaticum, uraemicum
- Meningo-Encephalitis

Seltene Krankheiten
- Zentraler Singultus bei Encephalitis lethargic
- Psychogen

Stauungspapille

■ Anamnese

Gegenwärtige Beschwerden: ► Sehstörungen, ► Visusverlust (Alarmsymptom)? Zufällig aufgefallener Befund? Warum Voruntersuchung durch Neurologen oder Augenarzt?

Mögliche Begleitsymptome: ► Kopfschmerzen (intrakranielle Raumforderung)? Übelkeit, Erbrechen (Hydrozephalus)? ► Fieber, Nackensteifigkeit (Enzephalomyelitis, Meningitis)? ► Akut einsetzender Nacken-Hinterkopf-Schmerz (Subarachnoidalblutung)? Unsicherheit, Ataxie (Kleinhirnsymptome bei Raumforderung)? Endokrinologische Ausfälle (Bartwuchs, Regelstörungen; Hypophysentumor)?

Ursächliche Faktoren: ► Methylalkoholvergiftung möglich? Sonstige Vergiftung möglich? Augenschmerzen, Glaukombehandlung? Stoffwechselstörungen (Diabetes mellitus, Urämie usw.)?

■ Befund

Allgemeinbefund: Körperlicher Untersuchungsbefund. Fieber?

Neurologischer Befund: Ausmaß der Stauungspapille (Dioptrien), Pupillenstörungen? ► Visusminderung (Sehtafeln)? Gesichtsfeldeinschränkung (Fingerperimetrie)? ► Nystagmus? Augenmuskellähmungen? Bulbusverlagerung? Exophthalmus? Sonstige Hirnnervenerkrankungen? Klopfschmerz der Schädelkalotte? Hörstörung? Peripher-neurologische Auffälligkeiten? ► Nackensteifigkeit?

Psychischer Befund: Organisches Psychosyndrom?

■ Notwendige technische Verfahren

Labor:
Laborstatus.

Röntgenaufnahmen:
Schädelübersicht in 2 Ebenen, Spezialaufnahmen der Sella und der Orbita.

CCT:
Raumfordernder Prozess? Orbitaschichten? Hypophysenschichten? Kleinhirn? Evtl. NMR.

Augenärztliche Untersuchung:
Visusprüfung, Gesichtsfeldprüfung (vergrößerter blinder Fleck?), Messung der Stauungspapille, Abgrenzung von Papillitis oder Drusenpapille!

EEG:
Allgemeinveränderung? Herdbefund?

Lumbalpunktion:
Liquoruntersuchung (Vorsichtsmaßnahmen beachten): Entzündlicher Prozess? Subarachnoidalblutung?

■ Indikationen für gezielte weitere Untersuchungen

Bei pathologischem CCT:
Angiographie (DSA) oder NMR.

Bei negativem CCT:
NMR

Liste der Krankheiten und Syndrome

Häufige Krankheiten
- Intrakranieller Tumorprozess mit Drucksteigerung, supra- oder infratentoriell
- Intrazerebrales Hämatom
- Subarachnoidalblutung
- Hypophysentumoren

Stauungspapille

Weniger häufige Krankheiten
- Eitrige Meningoenzephalitis, Hirnabszess
- Enzephalitis, Pseudotumor cerebri
- Diabetes mellitus (Retinopathia diabetica)
- Lokale Orbitaprozesse mit Abflußbehinderung
- Retroorbitale Tumoren, Opticustumoren (Opticusgliom)
- Retinitis angiospastica (Hypertonie)
- Retrobulbäre Neuritis
- Papillitis
- Posttraumatisches Hirnödem (auch ohne Hämatom).

Seltene Krankheiten
- Arachnitis optico-chiasmatica
- Urämie, Eklampsie
- Drusenpapille
- Parathyreoprive Tetanie
- Morbus Boeck
- Arachnoidalzysten
- Parasitenbefall (Echinokokken)

Krankenhauseinweisung immer notwendig.

■ Anamnese

Gegenwärtige Beschwerden: Seit wann? Dauernd? Wo? Wobei aufgefallen? Erst bei Untersuchung festgestellt?

Mögliche Begleitsymptome: Gefühlsstörungen anderer Art? Unsicherheit beim Gehen (Ataxie)?

Ursächliche Faktoren: ▶ Anämie bekannt (funikuläre Myelose)? Auslösung nur im warmen Bad (spinales Angiom)? Lues-Infektion?

■ Befund

Allgemeinbefund: Körperlicher Untersuchungsbefund.

Neurologischer Befund: Eingehende Temperaturprüfung (zwei Metallzylinder, im Kühlschrank bzw unter heißem Wasser erwärmt oder Spezialgerät): Prüfung der übrigen Sensibilitätsqualitäten Dissoziierte Empfindungsstörung? Reflexdifferenzen? Pathologische Reflexe? Hirnnervenfunktionsstörungen? Augenhintergrund?

Psychischer Befund: Aggravation? Psychosyndrom?

■ Notwendige technische Verfahren

Labor:	Laborstatus.
Röntgenaufnahmen:	HWS, BWS in 2 Ebenen.
Lumbalpunktion:	Liquoruntersuchung, Queckenstedt-Versuch?

Temperaturempfindungsstörungen

■ Indikationen für gezielte weitere Untersuchungen

Bei ▶ pathologischem Liquorbefund:

Myelographie (intraspinaler raumfordernder Prozess) und Myelo-CT.

Bei Verdacht auf Vitamin B_{12}-Resorptionsstörung:

Schilling-Test, internistisches Konsil.

Bei unklarem neurologischen Befund:

NMR, SCT, EMG, Elektroneurographie, Bestimmung der Nervenleitungsgeschwindigkeit.

Liste der Krankheiten und Syndrome

- Tabes dorsalis (Kältehyperästhesie)
- Funikuläre Myelose (Kältehypästhesie)
- Syringomyelie (dissoziierte Empfindungsstörung)
- Intramedulläres Angiom mit Wärmehyperpathie
- intramedullärer Tumor
- Kälteparästhesien im Gesichtsbereich bei Reizzustand im Tractus spino-thalamicus spinalis n. trigemini

■ Anamnese

Gegenwärtige Beschwerden: Seit wann aufgetreten? ► Aufsteigend? Symmetrisch? Mit Schmerzen einhergegangen?

Mögliche Begleitsymptome: ► Komplette Parese, partielle Parese? Asymmetrische Verteilung? ► Atemnot (Zwerchfellparese)?

Ursächliche Faktoren: Vorausgegangene Infektionskrankheit? Vorausgegangene fieberhafte Erkrankung? Vorausgegangener Unfall? ► Antikoagulantienbehandlung (Blutung)? Früher ähnliche Beschwerden? Maligne Erkrankung früher behandelt?

■ Befund

Allgemeinbefund: Körperlicher Untersuchungsbefund.

Nenrologischer Befund: Symmetrische oder asymmetrische Tetraparese (Tetraplegie)? Komplette Parese? Schlaffe Paraparese? Spastische Paraparese? Sensibilitätsstörungen? Blasenstörungen? Kaudale Hirnnerven eingeschlossen? Schluckstörungen? Akute aufsteigende Lähmung? Ateminsuffizienz? Atemantriebsstörungen? Augenhintergrund? Faszikulieren der Muskeln? Muskelatrophien?

Psychischer Befund: Organisches Psychosyndrom? Aggravation?

■ Notwendige technische Verfahren

Labor:	Laborstatus, Elektrolyte.
Röntgenaufnahmen:	HWS mit Spezial- und Funktionsaufnahmen, ev. Schichtaufnahmen, ohere BWS, atlanto-occipitaler Übergang, Thorax (Zwerchfellparese), atlanto-okzipitaler Übergang, Spinales CT.

Tetraparese, akute

Lumbalpunktion:

Liquoruntersuchung, Queckenstedt-Versuch (Stopliquor, Meningitis, Myelitis?).

Myelographie (zervikal):

Raumforderung, cervikale Myelopathie, Störungen des atlanto-occipitalen Überganges?

■ Indikationen für gezielte weitere Untersuchungen

Zur Differenzierung des Paresetyps:

EMG (Polyneuropathie, Myelitis, Faszikulieren?).

Bei Verdacht auf intraspinalen raumfordernden Prozess:

Zervikale Myelographie, NMR.

Bei negativer Myelographie und Tumorverdacht im Liquor:

Spinales CT der entsprechenden Höhe, NMR.

► Bei Verdacht auf virusbedingte aufsteigende Lähmung:

Virustiter, serologische Untersuchung, Liquorkontrollen.

Bei Verdacht auf antikoagulantienbedingte epidurale Blutung:

Quickindex, Myelographie (nach Normalisierung der Gerinnung!).

► Bei Verdacht auf Myastenie:

EMG, Tensilon-Test.

Liste der Krankheiten und Syndrome

Tetraparese mit myotoner Reaktion
- Arteria-spinalis-anterior-Syndrom

Tetraparese mit Störung des Vibrationsempfindens
- Hinterstrangläsion
- Malabsorptionssyndrom
- Luische Erkrankung
- ► Myotone Dystrophie, Myotonie
- Adynamie, periodische Lähmung
- ► Hyperkaliämie

Tetraparese mit Faszikulationen
- Spinale Muskeldystrophie
- Amyotrophe Lateralsklerose
- Polyneuritis
- Befall des peripheren Neurons (Toxine)

Tetraparese ohne Sensibilitätsstörungen
- ▶ Hypo- und Hyperkaliämie
- ▶ Myasthenie
- ▶ Paroxysmale Lähmung
- Episodische Adynamie
- Amyotrophe Lateralsklerose
- Spastische Spinalparalyse
- Spinale Muskelatrophie
- Progressive Muskelatrophie
- Poliomyelitis

Tetraparese mit Sensibilitätsstörungen
- Landry-Paralyse (aufsteigend), Borreliose
- ▶ Densfraktur
- Multiple Sklerose
- Aortenthrombose
- Bandscheibenprolaps, zervikal

Distal betont
- Polyneuropathie
- Angiopathie

Tetraparese mit dissoziierten Empfindungsstörungen
- Syringomyelie
- Hämatomyelie
- Zervikale Myelopathie
- ▶ Intramedullärer Tumor
- Myelitis transversa

Krankenhauseinweisung immer notwendig.

Tremor

■ Anamnese

Gegenwärtige Beschwerden: Seit wann aufgefallen? In Ruhe? Bei Beobachtung verstärkt? Nur bei Intention? Einseitig? Doppelseitig? Einseitig betont?

Mögliche Begleitsymptome: Allgemeine Verlangsamung? Vermehrter Zeitaufwand beim Anziehen, Essen und feineren Bewegungen? Vermehrte Schweißneigung, vor allem im Gesicht? Singultus? Schwierigkeiten beim Knöpfen? Veränderungen der Schrift?

Ursächliche Faktoren: Früher schwere „Kopfgrippe" (Enzephalitis)? Begleitende Hyperkinesen oder Blickkrämpfe? Ähnliche Erscheinungen bei anderen Familienmitgliedern (familiärer Tremor)? Andere Erkrankungen vorausgegangen (Thyreotoxikose, Hypoglykämie, chronische Intoxikationen)? Chronischer Missbrauch von Medikamenten?

■ Befund

Allgemeinbefund: Körperlicher Untersuchungsbefund.

Neurologischer Befund: Ruhetremor? Intentionstremor? Haltungstremor? Feinschlägig, mittelschlägig, grobschlägig? 4–8/sec bei Parkinson-Syndrom; 8–12/sec bei psychogenem Tremor; 4–5/sec bei senilem Tremor; 7–10/sec bei essentiellem familiären Tremor. Beeinflussung durch äußere Faktoren? Einseitig betont? Armbetont oder beinbetont? Verstärkung eines Ruhetremors bei intendierten Bewegungen? „Pillendrehtremor"? Erhöhung des Muskeltonus (Rigor, passiver Dehnungswiderstand nimmt bei Prüfung nicht zu!)? Hypomimie? Kleinschrittiger Gang? Start- und Stoperschwerung beim Gehen nach Kommando? Monotone Sprache? (Morbus Parkinson?) Begleitende Hyperkinesen, Blickkrämpfe, Singultus, hochfrequenter Lidtremor (postenzephalitischer Parkinsonismus).? Einseitige Betonung, Verstärkung eines Ruhetremors bei intendierten Bewegungen (zerebralsklerotischer Parkinsonismus)? Betonung an den Fingern, Feinschlägigkeit (essentieller familiärer Tremor)? Augenhintergrund? Hirnnervenfunktionsstörungen? Peripher-neurologischer Befund?

Psychischer Befund: Aggravation, psychogene Auslösung? Verlangsamung der Reaktionsfähigkeit (Bradyphrenie, Affektinkontinenz)? ▶ Delirante Verkennung der Umgebung?

■ Notwendige technische Verfahren

Labor:	Laborstatus.
Röntgenaufnahmen:	Schädelübersicht in 2 Ebenen, Thorax (Herzgröße, -figur?).
Craniales CT:	Ventrikelvergrößerung? Cortikale Atrophie? Raumforderung? Hypo- oder hyperdense Zone?
EEG:	Verlangsamung des α-Rhythmus auf 7–6 Hz, verminderte Vigilanz. Allgemeinveränderung?

■ Indikationen für gezielte weitere Untersuchungen

Bei Verdacht auf komplizierende oder ursächliche spezifische Erkrankung:	Lumbalpunktion, Liquoruntersuchung (spezifische Reaktionen).
▶ Bei Verdacht auf intrakraniellen raumfordernden Prozess:	craniales Computertomogramm, evtl. Angiographie.
Bei Verdacht auf auslösende Intoxikation oder Stoffwechselstörung:	Stationäre Durchuntersuchung, internistisches Konsil.
Bei Veränderungen im Bereich der Staminganglien im CCT:	NMR.

Liste der Krankheiten und Syndrome

Ruhetremor
- Familiärer Tremor (7–10/6 sec)
- Parkinson'sche Krankheit (4–8/sec)
- Postencephalitischer Parkinson
- Medikamenteninduzierter Parkinsonismus. Antagonistentremor
- Delirantes Syndrom (s.S. 75)
- Seniler Tremor (4–5/sec)
- Intrakranielle Raumforderung (selten)

Haltetremor (>7 Hz)

Physiologisch (gesteigert bei):
- Hyperthyreose
- Angstzustände, Hysterie
- Alkohol
- Medikamente

pathologisch:
- Cerebellärer Tremor (auch Intentionstremor)
- Morbus Wilson (Leberzirrhose, Kayser-Fleischer- Kornealring)
- Elektrolytstörungen
- Neurosyphilis
- Hysterischer Tremor (unregelmäßig), wird bei Bewegungsbeginn deutlicher
- Benigner essentieller familiärer Tremor (7–0/sec)

Intentionstremor
- Hirnstamm- oder cerebelläre Erkrankung
- Multiple Sklerose
- Spino-cerebelläre Degeneration
- Tumoren (vor allem Kleinhirn)
- Gefäßerkrankungen (Basilarisgebiet)

■ Anamnese

Gegenwärtige Beschwerden: Seit wann Schmerzen? Ausstrahlungen vom Nacken her in die Arme? Ausstrahlungen vom Arm her in den Nacken? Abhängig von Bewegungen des Kopfes oder einer bestimmten Haltung? Schmerzen abhängig von Bewegungen des Armes (Periarthritis humeroscapularis)? Verstärkung der Beschwerden bei Drehung des Kopfes zur schmerzhaften Seite (zervikaler Bandscheibenvorfall)?

Mögliche Begleitsymptome: Fieber? ► Nackensteifigkeit (Plexusneuritis, Meningitis)? ► Nächtliche Schmerzen (Engpasssyndrom)? Gefühlsstörungen im Bereich des Nackens oder der oberen Extremitäten (radikuläres Syndrom)?

Ursächliche Faktoren: ► Hustenabhängiger Schmerz mit Ausstrahlung in die Hand oder den Finger (Neurinom)?

■ Befund

Allgemeinbefund: Körperlicher Untersuchungsbefund, doppelseitige Blutdruckmessung in verschiedenen Armstellungen (Skalenussyndrom, Halsrippe), Radialispuls in verschiedenen Stellungen (Adson-Handgriff). Verspannung der paravertebralen HWS-Muskulatur? Bewegungsfähigkeit der HWS? Klopfschmerz der Dornfortsätze?

Neurologischer Befund: Hirnnervenbefund? Augenhintergrund? Reflexdifferenzen im Bereich der oberen Extremitäten? Sensibilitätsstörungen, radikulär oder einem autonomen Versorgungsgebiet entsprechend? ► Minderung der groben Kraft? ► Muskelatrophien? Paresen? Bewegungeinschränkung – aktiv oder passiv – des Schultergelenkes? Dehnungsschmerz des Plexus brachialis (Plexusneuritis)? Druckschmerz im Bereich der häufigen Engpasssyndrome?

Psychischer Befund. Aggravation?

Zervikalsyndrom

■ Notwendige technische Verfahren

Labor:	Laborstatus.
Röntgenaufnahmen:	HWS in 4 Ebenen mit Funktionsaufnahmen, obere Thoraxapertur; Thoraxübersicht (Zwerchfellparese?). Schädelübersicht in 2 Ebenen.
EMG:	Eingrenzung eines radikulären Syndroms; NLG (Engpasssyndrome), EVP?
SCT:	Zervikaler Bandscheibenvorfall?

■ Indikationen für gezielte weitere Untersuchungen

Bei radikulären Ausfällen (Parese, segmentale Sensibilitätsstörung):	Lumbalpunktion, Liquoruntersuchung, Myelographie (zervikaler Bandscheibenvorfall, Tumor?).
Bei medullären Symptomen (Reflexsteigerungen, Pyramidenbahnzeichen):	Myelographie, Queckenstedt-Versuch (intraspinaler raumfordernder Prozess?).
▶ Bei Bewegungseinschränkung des Schultergelenkes:	Röntgenaufnahmen beider Schultern in 2 Ebenen (Verkalkungen?), orthopädisches Konsil (Periarthritis?).
Bei unklarem Myelographiebefund (Verdacht auf zervikalen Bandscheibenprolaps):	Myelo-CT, NMR.
▶ Bei Verdacht auf Plexusneuritis oder Meningitis:	Lumbalpunktion und Liquoruntersuchung.
Bei Verdacht auf Engpasssyndrom:	Elektromyographie, Elektroneurographie, motorische NLG.
▶ Bei Verdacht auf Tumor der hinteren Schädelgrube:	craniale Computertomographie, evtl. Angiographie.

Liste der Krankheiten und Syndrome

Häufige Krankheiten
- Degenerative wirbelsäulenveränderungen mit Einengung der Foramina intervertebralia
- Schulter-Arm-Syndrom bei Periarthritis humero-scapularis
- Neurotisch bedingt (kein objektivierbarer neurologischer Befund)
- Plexusneuritis
- Karpaltunnelsyndrom
- Sulcus-nervi-ulnaris-Syndrom
- Zervikaler Bandscheibenvorfalll

Weniger häufige Krankheiten
- Radikulitis
- Meningomyelitis, Zeckenmyelitis (Zeckenbiss!)
- Halsrippe
- Skalenus-Syndrom
- Tumor der hinteren Schädelgrube
- Zervikale Tumoren, Wurzelneurinom

Krankenhauseinweisung notwendig bei
- entzündlichem Liquor

Tabellarischer Anhang

Tabelle 1. Hauptfunktionen häufig gestörter peripherer Nerven (modifiziert n. Hallen 1975)

N. ulnaris:	1. Daumenadduktion 2. Kleinfingerabspreizung 3. Beugung in den Fingerendgliedern IV und V
N. medianus:	1. Daumenopposition 2. Daumenabspreizung im Grundgelenk 3. Beugung in den Fingerendgliedern I–III 4. Pronation
N. radialis:	1. Fingerstreckung im Grundgelenk 2. Handstreckung 3. Supination über die Mittelstellung 4. Armstreckung
N. peronaeus profundus:	Fußhebung
N. peronaeus superficialis:	Fußaußenkantenhebung
N. peronaeus communis:	1. Fußhebung 2. Fußaußenkantenhebung
N. tibialis:	1. Fußbeugung 2. Fußinnenkantenhebung
N. ischiadicus:	1. Fußhebung 2. Fußaußenkantenhebung 3. Fußbeugung 4. Kniebeugung
N. femoralis:	Kniestreckung

Tabelle 2. Abschätzung der durch Entzündung bedingten Zellzahl bei blutigem Liquor (Artefiziell oder bei Subarachnoidalblutung)

Nachdem durch sofortiges Zentrifugieren (Xanthochromie) der Zeitpunkt der Blutbeimengung (mehr als 3 Std. zurück) nachgewiesen ist, werden die Ergebnisse der Zählung der Erythrozyten bzw. der HK-Bestimmung im Liquor mit den Leukozytenzahlen verglichen.

Bei schwächerer Blutbeimengung		abzuziehende Zellzahl	
Zahl der Ery	Gesamteiweiß (mg %)	minimal	maximal
0/3	<50		
6.000/3	<50	6	9
12.000/3	~50	12	17
25.000/3	~60	25	35
50.000/3	70–100	50	72
100.000/3	90–120	100	142
200.000/3	~140	200	285
400.000/3	~200	400	570

Bei starker Blutbeimengung			
HK	% der Blut-leukozyten	abzuziehende Zellzahl bei 6–8000 Leuko/mm³	abzuziehende Zellzahl im Liquor-bild (/3 Zellen)
5	12,5	750–1000	2250– 3000/3
10	25	1500–2000	4500– 6000/3
15	37,5	2250–3000	6750– 9000/3
20	50	3000–4000	9000–12000/3
25	62,5	3750–5000	11250–15000/3
30	75	4500–6000	13500–18000/3

Bei erheblicher Abweichung vom normalen Blutbild wird der Anteil der auf die Blutbeimengung mindestens zu beziehenden Leukozyten (L) nach folgender Formel berechnet:

$$L = \frac{\text{Leuko (Blut) x Ery (Liquor)}}{\text{Ery (Blut)}}$$

Bei älteren Blutungen kann eine Abschätzung aufgrund des Eiweißgehaltes vorgenommen werden. Hier gilt die Formel:

$$\text{Aus dem Blut stammender Leukozytenanteil} = \frac{\text{Eiweiß/Liquor x Leuko/Liquor}}{\text{Eiweiß/Blut}}$$

$$\text{oder } L = \frac{\text{Leuko (Blut) x HK (oder Hb) im Liquor}}{\text{HK (oder Hb) im Blut}}$$

$$J = \frac{\text{(IgG Liquor)}}{\text{(IgG Serum)}} \times 10^3 =$$

$$A = \frac{\text{(Albumin Liquor)}}{\text{(Albumin Serum)}} \times 10^3 =$$

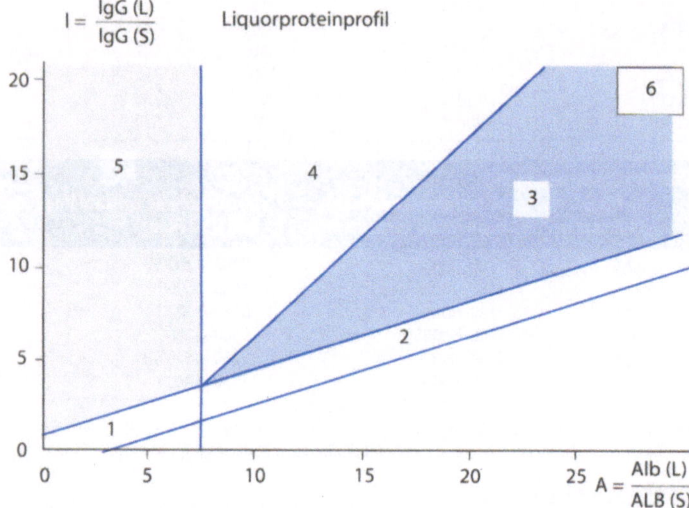

Bereich 1 : Normalbefund
Bereich 2 : Proportionale Schrankenstörung
Bereich 3 : Überproportionale Schrankenstörung mit fraglicher intrathekaler
        IgG-Synthese
Bereich 4 : Schrankenstörung mit intrathekaler IgG-synthese
Bereich 5 : Intrathekale IgG-Synthese ohne Schrankenstörung
Bereich 6 : (Die Wertlage ist außerhalb des Diagramms):
        Massive Schrankenstörung; nicht sicher differenzierbar.

Tabelle 3. Minderung der Erwerbsfähigkeit (MdE) bei peripheren Nervendefekten (nach Mumenthaler, M., Schliack, H.: Läsionen peripherer Nerven, 4. Auflage. Stuttgart: Thieme 1982). Dazu die entsprechenden Werte der „Anhaltspunkte für die ärztliche Gutachtertätigkeit im sozialen Entschädigungsrecht und nach dem Schwerbehindertengesetz Ausgabe l983"

	Gebrauchs-hand (%)	Gegen-hand (%)	Anhalts-punkte (%)
1. Obere Extremitäten			
Totale Armplexusparese	75	66 2/3	80
Obere Armplexusparese	40–50	35–45	50
Untere Armplexusparese	50–60	45–55	60
Lähmung des:			
N. accessorius	10–30	10–20	
N. axillaris	35	30	30
N. thoracicus longus	25	20	20
N. supraseapularis	10	<10	–
N. radialis (ganzer Nerv)	30	25	30
N. radialis (vom M. brachioradialis an)	25	20	20
N. radialis, distal (nur Fingerstrecker und langer Daumenabduktor	20	15	20
N. musculocutaneus	25	20	20
N. ulnaris (proximal und distal)	25	20	30
N. medianus, proximal (ganzer Nerv)	35	30	40
N. medianus, distal (Aussparung der Vorderarmmuskeln)	25	20	30
N. medianus, vorwiegend sensibel	20	15	–
N. radialis und N. axillaris	60	50	50
N. radialis und N. ulnaris	60	50	50
N. radialis und N. medianus	60	50	50
N. ulnaris und N. medisnus	60	50	50
N. radialis, N. ulnaris und N. medianus im Vorderarmbereich	60	50	60
II. Untere Extremitäten (einseitige Läsion) Totale Lähmung des Plexus lumbosacralis			
Lähmung des:			
N. ischiadicus ohne Mm. glutaei	50		50
N. ischiadicus mit den Mm. glutaei	60–70		60
N. femoralis	35		40
N. obturatorius	<10		–
N. glutaeus superior	15		20
N. glutaeus inferior	20		20
N. peronaeus communis	20		30
N. peronaeus superficialis	15		20
N. peronaeus profundus	15		30
N. tibialis	25		30
N. peronaeus communis und N. tibialis	45		–

Wirbelbruch mit partieller Rückenmarksschädigung 50–100%. Wirbelbruch mit Blasen-Mastdarm-störungen 80–100%.

Tabelle 3a. Maßstäbe für den Grad der Arbeitsunfähigkeit bei Unfallversicherungen

a) Bei Verlust	
eines Armes im Schultergelenk	70%
eines Armes bis oberhalb des Ellenbogengelenks	65%
eines Armes unterhalb des Ellenbogengelenks	60%
einer Hand im Handgelenk	55%
eines Daumens	20%
eines Zeigefingers	10%
eines anderen Fingers	5%
b) Bei Verlust	
eines Beines über Mitte des Oberschenkels	70%
eines Beines bis zur Mitte des Oberschenkels	60%
eines Beines bis unterhalb des Knies	50%
eines Beines bis zur Mitte des Unterschenkels	45%
eines Fußes im Fußgelenk	40%
eines Fußes mit Erhaltung der Ferse (nach Pirogroff)	30%
einer großen Zehe	5%
einer anderen Zehe	2%
e) Bei Verlust	
beider Augen	100%
eines Auges	30%
sofern jedoch das andere Auge vor Eintritt des Versicherungsfalles bereits verloren war	70%
bei gänzlichem Verlust des Gehörs	
auf beiden Ohren	60%
auf einem Ohr	15%
sofern jedoch das Gehör auf dem anderen Ohr vor Eintritt des Versicherungsfalles bereits verloren war	45%
bei gänzlichem Verlust des Geruchs	10%
bei gänzlichem Verlust des Geschmacks	5%

Die vollständige Gebrauchsunfähigkeit eines Körperteils oder Sinnesorgans bemisst sich nach dem für den Verlust geltenden Satz. Bei teilweisem Verlust oder teilweiser Gebrauchsunfähigkeit werden die vorstehenden Sätze entsprechend herabgesetzt.
Bei Verlust oder Gebrauchsunfähigkeit von mehreren der vorgenannten Körperteile oder Sinnesorgane werden die Prozentsätze zusammengerechnet, jedoch nicht mehr als 100% angenommen.

Tabelle 4. Häufigkeit neurologischer Krankheitsbilder
(z.T. nach Suchenwirth 1981)

In der Bevölkerung:		
Hirnarterienerkrankungen insgesamt	1 :	7
davon Ischämien	1 :	9
Massenblutungen	1 :	14
Embolien	1 :	50
Aneurysmen	1 :	100
Hirntumoren	1 :	100
Rückenmarkdurchblutungsstörungen	1 :	150
Epilepsie	1 :	200
Mongolismus	1 :	800
Myatrophische Lateralsklerose	1 :	800–1000
Parkinson-Syndrom (bei Männern über 50 Jahre 1 : 50)	1 :	2000
Rückenmarktumoren	1 :	2000
Encephalomyditis disseminata	1 :	2000
Muskeldystrophien	1 :	2000–6000
Syringomyelie	1 :	10000
Myasthenie, dystrophische Myotonie, Huntington, Friedreich, Wilson	1 :	20000–30000
Chronisch-subdurales Hämatom (bei Frauen über 50 Jahre 1 : 8000)	1 :	10000
Trigeminusneuralgie:	Männer 2,7/100000, Frauen 5/100000	
Absence-Epilepsie bei	Kindern 2–5/100000	
Anfälle:	alle Kinder (einmalige Anfälle, Gelegenheitskrämpfe)	1 :	10
	Gelegenheitskrämpfe bei Erwachsenen	1 :	20
	Epilepsie allgemein	1 :	200
Bei Sprechstunden-Patienten:		
Lumbo-Ischialgie	1 :	5
Traumatische Affektionen des NS	1 :	10
In der nervenärztlichen Sprechstunde:		
Psychiatrie: Psychoreaktive Störungen	1 :	3
Kopfschmerzen	1 :	5
Neurologie: Gefäßprozesse	1 :	6
Periphere Nervenläsionen	1 :	10

Abkürzungen

(Auswahl nach dem Lexikon medizinischer Abkürzungen, Sandoz, 1981)

A

Aa.	=	Arteriae, Arterien.
ABS	=	Aortenbogensyndrom. Stenose oder Verlegung der Karotis oder Brachialarterien
AC	=	Alternating current. Wechselstrom.
a. c.	=	Ante cenam. Vor dem Essen, Rezepturabkürzung.
ACS	=	(ε-) Aminocapronsäure. Fibrinolysin-Inhibitor. Fibrinolysehemmer. EACS.
ACTH	=	Adrenokortikotropes Hormon.
ADH	=	Antidiuretisches Hormon. Identisch mit Vasopressin.
AEP	=	Akustisch Evoziertes Potential.
AER	=	Abnorme Erlebnisreaktion (abnorme Erlebnisverarbeitung).
AG	=	Antigen
AGS	=	Adrenogenitales Syndrom.
AIP	=	Akute intermittierende Porphyrie.
ALA	=	(δ-) Amino-Laevuline-Acid. (δ-) Aminolävulinsäure. Entstehend bei der Biosynthese des Porphyrinsystems
ALS	=	Antilymphozytenserum.
ALS	=	(δ-) Aminolävulinsäure. Entsteht bei der Biosynthese des Porphyrinsystems als eine Vorstufe.
AML	=	Amyotrophe Lateralsklerose
ANS	=	Autonomes Nervensystem (vegetatives Nervensystem).
AÖZ	=	Anodenöffnungszuckung. Muskelzuckung, die bei Unterbrechung eines Gleichstroms von der Anode ausgeht.

a. p.	= Anterior-posterior (Röntgendiagnostik; Angabe der Aufnahmerichtung).
AP	= Aktionspotential.
Arbo-Viren	= Arthropod-borne-Viren.
art.	= Arteriell.
ARZ	= Arm-Retina-Zeit.
ASR	= Achillessehnenreflex.
AST	= Antistreptolysintiter.
ASZ	= Anodenschließungszuckung. Tetanische Muskelkontraktion bei Durchfluss eines starken Gleichstroms.
AZ	= Allgemeinzustand.

B

BDR	= Bauchdeckenreflex (Eigenreflex!).
BE	= Broteinheit (Weißbroteinheit) 12 g KH = 50 kcal
BHR	= Bauchhautreflex (Fremdreflex!).
BHS	= Blut-Hirn-Schranke.
BKS	= Blutkörperchensenkung.
BNS-Krämpfe	= Blitz-Nick-Salaam-Krämpfe.
BSR	= Bizepssehnenreflex.
BSV	= Bandscheibenvorfall.
BW	= Brustwirbel.
BWK	= Brustwirbelkörper.
BZ	= Blutzucker.

C

CAG	= Karotisangiographie.
CBF	= Cerebral blood flow. Zerebrale Durchblutung in der Zeiteinheit.
CBV	= Zerebrales Blutvolumen.
CCK-Substanzen	= Bezeichnung für die hydrierten sympathikolytisch wirksamen Mutterkornalkaliide Ergocornin, Ergocristin und Ergokryptin.
CCT	= Craniales Computer-Tomogramm
CDB	= Zerebrale Durchblutung.
CEE	= Zentraleuropäische Enzephalitis. Zeckenenzephalitis.

CGW	=	Zerebraler Gefäßwiderstand.
Cl	=	Clearance. Das Plasmavolumen (ml), das in 1 min durch die Nierentätigkeit von einem bestimmten Stoff befreit wird (Inulin ~ 125 ml/min).
CMRO2	=	Cerebral metabolic rate. Zerebraler Sauerstoffverbrauch in mlO_2/100 g Gehirn/min.
CMV	=	Zerebrales Minutenvolumen.
CP	=	Cerebral palsy. Zerebrale Lähmung.
CPK	=	Kreatinin-Phosphokinase.
CPK	=	Karotispulskurve.
cpm	=	Cycles per min.
cps	=	Cycles per second = Hertz (= Hz).
CR	=	Kornealreflex oder Kremasterreflex.
CRP	=	C-reaktives Protein.
CSV	=	Zerebraler Sauerstoffverbrauch.
CT	=	Computertomogramm (meist CCT gemeint)
CTS	=	Karpaltunnelsyndrom.
CVA	=	Cerebro-vascular accident. Apoplex, zerebrale Ischämie, zerebrale Blutung.
CVR	=	Cerebral vascular resistance. Zerebraler Gefäßwiderstand.

D

D-Arzt	=	Durchgangsarzt. Ein aufgrund der gesetzlichen Unfallversicherung bestellter Facharzt für Chirurgie oder Orthopädie, der bei Arbeitsunfall eine Untersuchung durchführt.
DB	=	Doppelbilder.
DC	=	Direct current. Gleichstrom.
DHE	=	Dihydroergotamin. Sympathikolytikum.
DPG	=	Diphenylhydantoin. Antiepileptikum.
dptr	=	Dioptrie. Maßeinheit für die Brechkraft einer Linse oder eines optischen Systems. Sie ist der Kehrwert der in Metern gemessenen Brennweite. $D = 1/f$ · Angabe der D-Werte durch + (konvex) oder – (konkav).
DSA	=	Digitale Subtraktionsangiographie.
DTI	=	Dauertropfinfusion.

E

EAR	=	Entartungsreaktion.
ECG	=	Elektrokardiogramm.
ECHO-EG	=	Echoenzephalogramm.
ECHO-Viren	=	Enteric cytopathogenetic human orphan-Viren.
ECT	=	Electric convulsive therapy. Elektrokrampf.
ED	=	Einzeldosis.
EEG	=	Elektroenzephalogramm.
EKG	=	Elektrokardiogramm.
EMC	=	Enzephalomyokarditis.
EMC-Virus	=	Enzephalomyokarditis-Virus.
EMG	=	Elektromyogramm.
ENG	=	Elektronystagmogramm.
EPF	=	Exophthalmus produzierender Faktor.
E-Phorese	=	Elektrophorese.
EPMS	=	Extrapyramidal-motorisches System.
EPS	=	Exophthalmus produzierende Substanz.
EPS	=	Extrapyramidales System (außerhalb der Pyramidenbahn). Kerngebiet des Corpus striatum und Pallidum.
EPSP	=	Exzitatorisches postsynaptisches Potential.
EQ	=	Eiweißquotient. Verhältnis des Albumins zum Globulin im Blut.
ERG	=	Elektroretinogramm.
ES	=	Extrasystole.
EST	=	Elektroschocktherapie.
EVP	=	Evozierte Potentiale.
EZ	=	Ernährungszustand.

F

FA	=	Familienanamnese.
FBA	=	Finger-Boden-Abstand bei Vorwärtsbeugen der Wirbelsäule.
FF	=	Feinfokus. Neuzeitliche diagnostische Röntgenröhren verfügen über zwei verschieden breite Brennfleckbahnen.
FFA	=	Fokus-Film-Abstand. Wichtige Größe in der röntgendiagnostischen Abbildungsgeometrie.

FFS	=	Freie Fettsäuren.
FI	=	Färbeindex. Verhältnis des Blutfarbstoffes (Hämoglobin) zur Anzahl der Erythrozyten.
FNV	=	Finger-Nase-Versuch.
For.	=	Foramen. Öffnung. Loch. Vertiefung.
FSME	=	Frühsommer-Meningoenzephalitis (Zeckenbiss).
FTA-ABT	=	Fluoreszenz-Treponemen-Antikörper-Absorptinstest. Zuverlässige serologische Untersuchungsmethode zur Diagnostik der Syphilis. Aussagekräftiger und spezifischer als die WaR und der Treponemen-Immobilisationstest.
FTA-Test	=	Fluoreszenz-Treponenien-Antikörper-Test.
FVF	=	Flimmerverschmelzungsfrequenz.

G

GABA	=	(γ-Aminobutanolacetat), γ-Aminobuttersäure.
GE	=	4-Glutamyltranspeptidase.
GE	=	Gesamteiweiß.
GOT	=	Glutamat-Oxalacetat-Transaminase.
GPT	=	Glutamat-Pyruvat-Transaminase.
GTT	=	Glukosetoleranztest.

H

HAV	=	Hepatitis-assoziiertes Antigen, auch Australia-Antigen genannt.
HAV	=	Hepatitis A-Virus.
HAWIE	=	Hamburg-Wechsler-Intelligenztest für Erwachsene.
HAWIK	=	Hamburg-Wechsler-Intelligenztest für Kinder.
Hb	=	Hämoglobin.
HbE	=	Hämoglobingehalt eines Erythrozyten in pg. Normwert bei 33 pg/Erythrozyt 1 pg = 1 Picogramm = 1 . 10–12g.
HBV	=	Hepatitis B-Virus.
HD	=	Herddosis. Es ist diejenige Strahlendosis, die im Bestrahlungsherd, z.B. inmitten des strahlenbelasteten Tumors, zur Wirkung gelangt.
HGH	=	Human growth hormone. Wachstumshormon.

HHE-Syndrom	=	Hemikonvulsion-Hemiplegie-Epilepsie-Syndrom. Identisch mit der sog. Jackson-Epilepsie.
HHL	=	Hypophysenhinterlappen.
HKT	=	Hämatokrit. Verhältnis von Erythrozyten- zu Plasmavolumen.
HNO	=	Hals-Nasen-Ohren.
HOAL	=	Hirnorganisches Anfallsleiden.
h.p.i.	=	Hora(e) Post injectionem. Stunde(n) nach der Injektion.
HPRSD	=	Hamilton Psychiatrie Rating Scale for Depression.
HVL	=	Hypophysenvorderlappen.
HWK	=	Halswirbelkörper.
HWS	=	Halswirbelsäule.
HWZ	=	Halbwertzeit. Biologische HWZ: Die Zeit, in der die Hälfte eines dem Organismus einmalig zugeführten Stoffes ausgeschieden wird.
Hy	=	Hysterie.
Hz	=	Hertz. Frequenz eines periodischen Vorgangs innerhalb von 1 sec. Hertz-Wellen: Bezeichnung für elektromagnetische Wellen.

I

i. a.	=	Intraarteriell.
i. c.	=	Intrakardial.
ICD	=	International Classification of Diseases.
IF	=	Intrinsic factor.
Ig	=	Immunglobulin (A, D, E, G, M).
i. l.	=	Intralumbal. Innerhalb des Lumbalsackes.
ILA	=	Insulin like activity.
i. m.	=	Intramuskulär.
IMAO	=	Inhibitoren der Monoaminoxydase. Monoaminoxydasehemmer (MAOH).
INH	=	Isonikotinsäurehydrazid.
int.	=	internus.
IQ	=	Intelligenzquotient nach Binet und Simon.
IST	=	Insulin-Schocktherapie.
ITN	=	Intratrachealnarkose.
i. v.	=	Intravenös.

K

KBR	=	Komplement-Bindungs-Reaktion. Antigen-Antikörper-Reaktion.
KHV	=	Knie-Hacken-Versuch.
KM	=	Kontrastmittel.
KTS	=	Karpaltunnelsyndrom.
KWT	=	Kurzwellentherapie.

L

L	=	Lues (Syphilis).
LASER	=	Light amplification by stimulated emission of radiation. Künstliche Strahlenenergie.
LCM	=	Lymphozytäre Choriomeningitis. Überträger ist die graue Hausmaus.
LDH	=	Laktatdehydrogenase.
LED	=	Lupus erythematodes disseminatus.
LE-Zelle	=	Lupus erythematodes-Zelle.
Lig.	=	Ligamentum.
LK	=	Lymphknoten.
LP	=	Lumbalpunktion.
LSR	=	Lues-Seroreaktion. Kardiolipin-Mikroflockungs-Test.
LSR	=	Labyrinth-Stell-Reflex.
LW	=	Lendenwirbel.
LWK	=	Lendenwirbelkörper.
LWS	=	Lendenwirbelsäule.

M

MABP	=	Mean arterial blood pressure. Mittlerer arterieller Blutdruck.
MAO	=	Monoaminoxydase.
MAO-Hemmer	=	Monoaminoxydasehemmer.
MAOI	=	Inhibitor der MAO (Monoaminoxydase).
MAP	=	Mean arterial pressure. Mittlerer arterieller Druck.
MAP	=	Muskelaktionspotential.
MBD	=	Minimal brain dysfunction.
MCL	=	Medioklavikularlinie.
MKR	=	Meinicke-Klärungs-Reaktion. Unspezifische Antigen-Antikörper-Reaktion zur Lues-Diagnostik.

Mm.	= Musculi. Muskeln.
MS	= Multiple Sklerose.
MTA	= Medizinisch-technische Assistentin.
MTR	= Meinicke-Trübungs-Reaktion. Methode zum Nachweis der Lues. Identisch mit MKR (Meinicke-Klärungs-Reaktion).
MyaR	= Myasthenische Reaktion.
MyoR	= Myotonische Reaktion.

N

NAP	= Nervenaustrittspunkte.
NBZ	= Nüchternblutzucker.
NLG	= Nervenleit(ungs)geschwindigkeit.
NMR	= nuclear magnetic response (Kernspintomographie).
NNH	= Nasennebenhöhlen.
NNR	= Nebennierenrinde.

O

| ODG | = Ophthalmodynamogramm. |
| oGTT | = Oraler Glukosetoleranztest. |

P

p. a.	= Posterior-anterior. Analog: dorso-ventral.
PAS	= p-Aminosalizylsäure. Tuberkulostatikum.
PCT	= Porphyria cutanea tarda.
PEG	= Pneumenzephalographie.
PET	= Positronen-Emissions-Tomographie.
PHS-Syndrom	= Periarthritis humero-scapularis-Syndrom.
PK	= Pyruvatkinase. Enzym im Kohlenhydratstoffwechsel. Unter seiner Einwirkung entsteht die Brenztraubensäure.
PN	= Polyneuropathie
PNS	= Peripheres Nervensystem. Nerven außerhalb des Zentralnervensystems.
PQ	= Atrio-ventrikuläre Überleitungszeit im EKG.
Proc.	= Processus.
PSR	= Patellarsehnenreflex.

Q

QF	=	Querfinger.
QT	=	Intervall im EKG.

R

REM	=	Rapid eye movement. REM-Phasen sind Phasen des Traumschlafes.
RES	=	Retikuloendotheliales System.
Rest-N	=	Reststickstoff.
RF	=	Rheumafaktor.
RIHSA	=	Radio iodinated human serum albumin.
RPR	=	Radiusperiostreflex.

S

SCT	=	Spinales Computer-Tomogramm.
SD	=	Standardabweichung.
SEG	=	Sonoenzephalographie.
SGOT	=	Serum-Glutamat-Oxalat-Transaminase.
SGPT	=	Serum-Glutamat-Pyruvat-Transaminase.
SMON	=	Subacute myelo-opticus neuropathy.
SNE	=	Subakute nekrotisierende Enzephalomyelopathie.
SOP	=	Subokzipialpunktion.
SSSP	=	Somato-Sensibel Evozierte Potentiale.
SSLE	=	Subakute sklerosierende Leukoenzephalitis.
SSPE	=	Subakute sklerosierende Panenzephalitis.
STH	=	Somatotropes Hormon.
STP	=	Stauungspapille.
SW	=	Sakralwirbel.
SW	=	Spikes and waves. Merkmale im EEG. Spitzen und Wellen.

T

TE	=	Tonsillektomie.
TEA	=	Thrombendarteriektomie.
TEG	=	Thrombelastogramm.
Ther.	=	Therapie.

TIT	=	Treponema pallidum-Immobilisierungs-Test. Spezifische Antigen-Antikörper-Reaktion in der Serodiagnostik der Syphilis.
TPI	=	Treponema pallidum-Immobilisierungs-Test. Identisch mit dem Nelson-Test.
TPR	=	Tibialis-posterior- Reflex.
TSR	=	Trizepssehnenreflex. Physiologischer, an der Sehne des Musculus triceps brachii durch Beklopfen ausgelöster Reflex (C7). Es erfolgt eine Streckung des Unterarmes.
TTS	=	Tarsaltunnelsyndrom. Einengung des N. tibialis posterior im Tarsaltunnel.

U

UEG	=	Ultraschallenzephalogramm.

V

VAG	=	Vertebralisangiographie.
VEP	=	Visuell Evoziertes Potential.
VG	=	Ventrikulographie.
VP	=	Ventrikelpunktion.

W

WHO	=	World Health Organization. Weltgesundheitsbehörde.
WK	=	Wirbelkörper.
WS	=	Wirbelsäule.

Z

ZNS	=	Zentralnervensystem. Es umfasst die Gesamtheit der Nervenzellen und der Nervenfasern des Gehirns und Rückenmarks.

Weiterführende Literatur

Bodechtel, G.: Differentialdianose neurologischer Krankheitsbilder, 4. Auflage, Thieme, Stuttgart – New York 1984

Hallen, O.: Klinische Neurologie. Berlin – Heidelberg – New York: Springer 1975

Kienle, G.: Notfalltherapie neurologischer und psychiatrischer Erkrankungen, 2. Auflage. Thieme-Taschenbuch. Stuttgart: Thieme 1968

Marx, H.: Differentialdiagnostische Leitprogramme in der inneren Medizin. Berlin – Heidelberg – New York: Springer 1976

Mumenthaler, M.: Neurologie. 7. Auflage. Thieme-Taschenbuch. Stuttgart: Thieme 1982

Mumenthaler, M., Schliack, H.: Läsionen peripherer Nerven, 4. Auflage, Stuttgart: Thieme 1982

Poeck, K.: Neurologie, 4. Auflage. Berlin – Heidelberg – New York: Springer 1977

Scheid, W.: Lehrbuch der Neurologie. Stuttgart: Thieme 1963.

Suchenwirth, R.: Taschenbuch der klinischen Neurologie, 3. Auflage. Stuttgart: Fischer 1981

Wieck, H. H.: Neurologie und Psychiatrie in der Praxis. Stuttgart – New York: Schattauer 1974

Sachverzeichnis

In diesem Sachverzeichnis finden sich wichtige subjektive und objektive Symptome, die nicht unter die 83 Hauptsymptome aufgenommen wurden.